JAMT技術教本シリーズ

髄液検査
技術教本

監修 一般社団法人 日本臨床衛生検査技師会

丸善出版

JAMT技術教本シリーズについて

　本シリーズは，臨床検査に携わる国家資格者が，医療現場や検査現場における標準的な必要知識をわかりやすく参照でき，実際の業務に活かせるように，との意図をもって発刊されるものです。

　今日，臨床検査技師の職能は，医学・医療の進歩に伴い高度化・専門化するだけでなく，担当すべき業務範囲の拡大により，新たな学習と習得を通じた多能化も求められています。

　"検査技師による検査技師のための実務教本"となるよう，私たちの諸先輩が検査現場で積み上げた「匠の技術・ノウハウ」と最新情報を盛り込みながら，第一線で働く臨床検査技師が中心になって編集と執筆を担当しました。

　卒前・卒後教育は言うに及ばず，職場内ローテーションにより新たな担当業務に携わる際にも，本シリーズが大きな支えとなることを願うとともに，ベテランの検査技師が後進の教育を担当する場合にも活用しやすい内容となるよう配慮しています。さらには，各種の認定制度における基礎テキストとしての役割も有しています。

一般社団法人　日本臨床衛生検査技師会

本書の内容と特徴について

　今日の髄液検査の標準化は，2002年に日本臨床衛生検査技師会より出版された『髄液検査法2002』から始まりました。『髄液検査法2002』は多くの医療機関，臨床検査教育機関の教本として広く愛読されてきました。しかし，それから数年の月日が経ち，多くの関係者から改訂を切望されてきました。この度，新たに『髄液検査技術教本』として発刊されることになりました。

　本書の概要は，髄液検査では国内の標準的な方法として多くの施設で活用されている『髄液検査法2002』の内容に基づいて構成され，2002年以降に関連学会から提示された事項についても追加しました。新たに「疾患と検査の進め方」として中枢神経系感染症（髄膜炎・脳炎）の検査，脳外科術後の検査，中枢神経系白血病の検査を各論として取り上げました。検査法は微生物学検査法と認知症の関連検査が加わり，髄液検体を用いる特殊検査は一覧表に集約しました。最終章には髄液細胞アトラスとして，新たに66枚の典型的な細胞像から希症例の細胞像まで，Samson染色とMay-Grünwald Giemsa染色の写真を主体に掲載しました。また，日常検査で遭遇する疑問については「Q&A」としてまとめ，重要な事項については「検査室ノート」に解説しました。

　本書の役割は髄液検査の標準化の第2ステージとして位置付け，髄液検査に携わるすべての医療スタッフに広く利用されることを願ってやみません。

「髄液検査技術教本」編集部会

編集委員および執筆者一覧

●編集委員

大田　喜孝	国際医療福祉大学　福岡保健医療学部
宿谷　賢一*	東京大学医学部附属病院　検査部
山下　美香	広島赤十字・原爆病院　一般微生物検査課
岡田　茂治	日本臨床衛生検査技師会
小郷　正則	日本臨床衛生検査技師会

[*は委員長]

●執筆者

藍原　康雄	東京女子医科大学　脳神経外科
石山　雅大	弘前市立病院　臨床検査科
大田　喜孝	国際医療福祉大学　福岡保健医療学部
岡田　芳和	東京女子医科大学　脳神経外科
宿谷　賢一	東京大学医学部附属病院　検査部
常名　政弘	東京大学医学部附属病院　検査部
中村　彰宏	天理よろづ相談所病院　臨床検査部
奈良　豊	埼玉医科大学総合医療センター　中央検査部
日高　洋	大阪大学医学部附属病院　臨床検査部
保科　ひづる	諏訪中央病院　技術部　検査科
堀田　真希	大阪大学医学部附属病院　医療技術部　検査部門
増田　亜希子	東京大学医学部附属病院　検査部
山下　美香	広島赤十字・原爆病院　一般微生物検査課
横山　貴	東京女子医科大学病院　中央検査部

●医学アドバイザー

菊池　春人	慶應義塾大学医学部　臨床検査医学

[五十音順，所属は2015年5月現在]

目 次

1章 ● 髄液検査の進め方 ─── 1
1.1 髄液検査の進め方・・・・・・2

2章 ● 髄液検査法解説 ─── 3
2.1 脳脊髄液概論・・・・・・4
2.2 疾患と検査の進め方・・・・・・8

3章 ● 髄液検査法 ─── 23
3.1 髄液の採取・取扱い・肉眼的観察・・・・・・24
3.2 髄液細胞の観察・・・・・・31
3.3 臨床化学検査・・・・・・45
3.4 微生物学検査・・・・・・50
3.5 その他の髄液検査・・・・・・57

4章 ● 疾患と髄液細胞所見 ─── 63
4.1 中枢神経系感染症・・・・・・64
4.2 無菌性髄膜反応・・・・・・72
4.3 腫瘍性疾患・・・・・・75
4.4 各種中枢神経系疾患における髄液所見の比較・・・・・・86
4.5 その他の病態と髄液細胞所見・・・・・・87
4.6 医原性細胞（髄液採取時の混入）・・・・・・89

5章 ● 髄液細胞アトラス ─── 93

査読者および写真提供者一覧
索　引

目次

Q&A, 検査室ノート一覧

Q&A 髄膜刺激症状とは？…6／細胞変性の著しい検体が提出された場合は，どのように対応すればよいか？…18／フィブリンが析出していた検体の場合は，どのように対応すればよいか？…18／赤血球が多い検体での検査実施について注意することは？…18／髄液検体が1本のみで提出されたら？…28／髄液の微生物学検査ではなぜ低温（冷蔵）保存をしてはいけないのか？…28／キサントクロミーとはどの程度の着色状態から判断するのか？…29／黄色以外のキサントクロミーとは？…29／新生児のキサントクロミーの要因は？…30／血性髄液の鑑別方法は？…30／高度の血液混入髄液では検査は何もできないのか？…30／マイクロピペット法で行う理由は？…31／プラスチック（ポリプロピレン）製の試験管を用いる理由は？…32／細胞数が著しく増加した髄液への対処法は？…32／血液混入髄液に対する髄液細胞補正は必要か？…34／白血病細胞の疑いがある異型細胞を認めたときの報告は？…34／単球がSamson液によく染まる理由は？…36／標本は，細胞数が何個から作製したらよいか？…43／作製した標本がきれいに見られず分類できない場合は？…44／標本中の細胞が壊れてしまう理由は？…44／血性髄液の標本作製はどのようにすればよいか？…44／脳室穿刺（脳室ドレナージ）髄液の蛋白濃度が腰椎穿刺髄液より低いのはなぜか？…47／グロブリン反応（Pandy反応，Nonne-Apelt反応），トリプトファン反応の臨床的意義が低いのはなぜか？…48／髄液中のIgGは汎用機で血清IgGと同様に測定可能か？…48／Gram染色がきちんと染まっているかはどう判断する？…55／鏡検時にピントが合っているか判断するには？…56／Gram染色はどれくらいの視野を見る？…56／Gram染色における細胞および細菌の量的表示は？…56

検査室ノート 白血病の種類…21／中枢神経系白血病にはどのような白血病が多いのか…21／髄液圧と頭蓋内圧…26／Queckenstedt試験…26／日光微塵…29／算定法のポイント…33／「単核球」と「多形核球」について…33／異型細胞の取扱い…33／計算盤の特性…34／反応性リンパ球（reactive lymphocytes）…36／細胞分類の工夫…38／髄液細胞の保存…38／自動血球分析装置による検査…38／標本作製のポイント…43／Donnanの膜平衡…48／4大認知症…58／Aβオリゴマーと，その性質…59／無菌性髄膜炎（aspetic meningitis）…65／細菌性髄膜炎に対するワクチン接種…67／墨汁法によるクリプトコッカス菌体検出…69／計算盤上での腫瘍細胞検出のための留意点…79／細胞塗抹標本上の一般的な腫瘍細胞形態…83／髄液細胞塗抹標本上の白血病細胞，悪性リンパ腫細胞検出のための留意点…85

1章 髄液検査の進め方

章目次

1：髄液検査の進め方 ………………… 2

『髄液検査法2002』からの変更点

- 分類名称は、「単核球」と「多形核球」とする。
- 異型リンパ球の名称は、「反応性リンパ球」とする。
- 髄液細胞数の参考基準範囲（新生児：20/μL以下，乳児：10/μL以下，乳児以降：5/μL以下）とする。

※使用にあたっては各施設内の協議のもと運用する。

SUMMARY

　髄液検査はCTやMRIなどの画像診断がめざましく発展した現在でも，髄膜炎・脳炎を主体とする各種神経系感染症および白血病や悪性腫瘍などの診断・治療に欠くことのできない検査である。とくに細菌性髄膜炎などの早急な診断・治療を要する検査を実施するにあたり，髄液検体の採取法や検体の取扱い，検査方法，報告方法等の知識や技術が必要とされている。
　細胞数算定時の細胞分類と報告について，白血球分類においては従来より「単核球」と「多核球」という表現を使用してきたが、日本神経学会および日本臨床検査医学会では内科学用語集の「mononuclear leukocyte：単核白血球（単核球）」と「polymorphonuclear leukocyte：多形核白血球（多形核球）」へ変更している。また異型細胞の取扱いについても悪性ないし悪性を疑う細胞のみを異型細胞として報告し，Samson染色分類時では白血病細胞の疑いがある細胞は髄液細胞数としてカウントする。

1 髄液検査の進め方

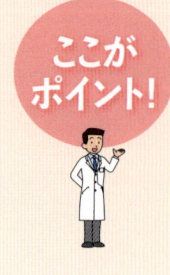

ここがポイント！

- 脳脊髄液（以下髄液と略す）は脳室の脈絡叢で産生され，脳室，脊柱管内ならびにくも膜下腔を満たして循環している。
- 髄液は循環することで中枢神経系の保護，恒常性の維持，老廃物の処理などの役割を担っている。
- 髄液は中枢神経系に直接接していることから，そのさまざまな病態を反映する。
- 髄液検査はCTやMRIなどの画像診断がめざましく発展した現在でも中枢神経系疾患診断において欠くことのできない検査法の1つとされている。

● 1. 髄液の採取

髄液の採取方法としては，①腰椎穿刺，②後頭下穿刺（大槽穿刺），③脳室穿刺（脳室ドレナージ）の3つがある。

● 2. 髄液の取扱い

1) 髄液は検体を2～3本に分けて採取し，微生物学検査などに対応できるように備える。腰椎穿刺では最初に流出する髄液により多くの細胞を含む可能性が高く，一般検査には最初の部分を検体とする。
2) 細胞の検査は少なくとも1時間以内に行い，検査実施時間を記録する。また，髄液採取時間を記録することが望ましい。

● 3. 肉眼的観察

1) 出血の有無や細胞の増加の程度をおおむね把握するため色調や混濁を観察する。
2) 病的変化としては，①混濁，②血性，③キサントクロミー（xanthochromia）が重要である。

● 4. 一般検査としての髄液細胞観察

（1）細胞数算定
- 希釈方法はSamson液を用いてマイクロピペット法で行い，試験管はプラスチック（ポリプロピレン）製を用いる。
- 算定方法はFuchs-Rosenthal計算盤法を推奨する。
- 鏡検は200倍で行うことを基本とする。
- 対象は白血球とし，赤血球，赤芽球，異型細胞，微生物，その他の細胞成分など，臨床的意義があるものは別途報告する。ただし，白血病細胞の疑いがある細胞は白血球として算定する。

（2）細胞報告
- 結果値は整数，単位は/μLを用いる。
- 最小値は1とし，算定した値が1に満たない場合は1/μL以下と表現する。

● 5. 算定時での細胞分類と報告

（1）血球類

①白血球
- 算定は，白血球を単核球と多形核球とに分類する。
- 単核球にはリンパ球，単球，組織球などが含まれ，多形核球には好中球，好酸球，好塩基球が含まれる。
- 結果値は細胞数が多い場合は各々の％，少ないときは実数で示す。

②赤血球
- 血性髄液ではSamson液で融解しきれない赤血球成分が計算盤上に残存することがある。また，新生児では赤芽球が出現することもあり，単核球と鑑別を要する。これらは細胞数算定からは除外する。

（2）その他の細胞成分
- 脳室内の細胞（脈絡叢細胞，上衣細胞）
- 脳実質細胞（脳実質組織片，グリア細胞など）
- 異型細胞（悪性ないし悪性を疑う細胞）
- 微生物
- 医原性細胞・成分（扁平上皮細胞，デンプンなど）

● 6. 髄液細胞塗抹標本の観察

- 塗抹標本の作製は以下の方法がある。
  1) 引きガラスによる細胞塗抹法
  2) 細胞収集装置を用いる方法
  3) Saykの自然沈降法
  4) メンブレンフィルター法
- 染色法はGiemsa系染色を実施する。

［宿谷賢一・山下美香・大田喜孝］

2章 髄液検査法解説

章目次

2.1：脳脊髄液概論 …………………… 4
  2.1.1 脳脊髄液の名称
  2.1.2 髄液の産生と循環
  2.1.3 髄膜とくも膜下腔
  2.1.4 髄液の機能
  2.1.5 髄液検査の意義

2.2：疾患と検査の進め方 …………… 8
  2.2.1 中枢神経系感染症（髄膜炎・脳炎）の検査の進め方
  2.2.2 脳神経外科術後の検査の進め方
  2.2.3 中枢神経系白血病の検査の進め方

SUMMARY

　髄液が産生されるメカニズムや産生された髄液が循環・吸収される機構を知ることは，中枢神経系疾患の病態を知るうえで重要である。髄液の産生と循環は脳を外部衝撃から保護するとともに，ビタミンやグルコース，電解質などの栄養素を脳に供給し恒常性を保つ。また，脳が出す老廃物や中枢神経系に侵入した病原微生物を排除しようとする組織液としての機能も有する。髄液検査は中枢神経系感染症のみならず腫瘍性疾患や白血病の髄膜浸潤を疑う場合，あるいは脳神経外科術後のドレナージ髄液などで適応されるが，それぞれの疾患で検査の考え方や注意点が異なってくる。中枢神経系感染症では死亡率や後遺症残存率の高い細菌性髄膜炎を早期診断できるよう細胞数・細胞分類を迅速に報告することが望まれる。一方，腫瘍性疾患や白血病では異型細胞の検出が治療方針の決定に重要となる。また，脳室ドレナージ適応疾患での髄液検査は，腫瘍再発の有無や二次性出血，二次的感染症などを把握するために有用である。したがって，これらのことを十分に考慮し，検査項目の優先順位を決め項目を選択することや，髄液塗抹標本を作製し，細胞の詳細所見を観察することが望まれる。

2.1 脳脊髄液概論

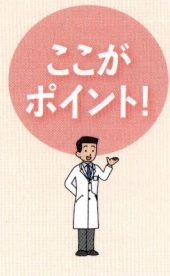

ここがポイント！

- 髄液の多くは側脳室の脈絡叢で産生される。
- 髄液は脳や脊髄に浮力を与えることで外部衝撃から保護するとともに、ビタミン類やグルコースなどの栄養素や電解質を脳に供給し恒常性を維持している。
- 一方で髄液には脳が産生する老廃物を髄液で洗い流し、静脈系やリンパ系に排出する働きもある。
- このように脳脊髄と密接な関わりをもつ髄液は中枢神経系の病態を知るうえで格好の検査材料となる。

2.1.1 脳脊髄液の名称

脳脊髄液、髄液、リコール、cerebrospinal fluid (CSF)、cerebral fluid、spinal fluid、liquor cerebrospinalis などの呼称があるが、和名では「脳脊髄液」、あるいはこれを略して「髄液」とよぶ。国際共通名称では「cerebrospinal fluid」あるいはこれを略して「CSF」とよぶ。本書では髄液の名称を使用する。

2.1.2 髄液の産生と循環

髄液の多くは脈絡叢で産生され、とくに側脳室脈絡叢がその主役をなす。脈絡叢は脳室上衣より移行した1層の上皮であるが、乳頭状に複雑に入り組んだ組織構造を示し、血管に富む（図2.1.1）。脈絡叢に達した血液の一部は脈絡叢の分泌機能によって髄液に変化し、浸透圧勾配により脳室内へ輸送される。髄液の約90%は脈絡叢で産生され、残りの10%は脳実質内、くも膜下腔、脳室上衣などで産生される。

健常者における髄液量は報告者によりさまざまであるが、脳くも膜下腔および脊髄くも膜下腔と脳室系（側脳室、第3脳室、第4脳室）を併せると、成人で120～150mL、新生児・小児で50～60mLと推定されている[1,2]。1日に産生される髄液量について、Pappenheimarら（1962）は成人における髄液は毎分0.3～0.4mL産生され、1日量は500～600mLとした[3]。また、Spectorら（1989）は脈絡叢組織1gにつき毎分約0.4mLの割合で髄液が産生され、成人の脈絡叢の重量は2～3gであるとしており[4]、これを1日産生量に換算すると約1,000～1,500mLになる。このように研究者によってかなりの差を認めるが、少なくとも1日に3～4回は完全に入れ替わっている計算になる。

側脳室脈絡叢で産生された髄液は脳室間孔（モンロー孔；Monro foramen）、第3脳室、中脳水道の順で通過し、第4脳室に達し、開口部であるマジャンディー孔（Magendie foramen）、ルシュカ孔（Luschka foramen）を出て頭蓋内および脊椎管内のくも膜下腔を満たしながら循環する。こうして髄液は最終的に脳の頂上部に存在するくも膜顆粒（くも膜絨毛）より吸収され、上矢状静脈洞に流れ込み、再び血液循環にくみ込まれることになる[5]（図2.1.2）。

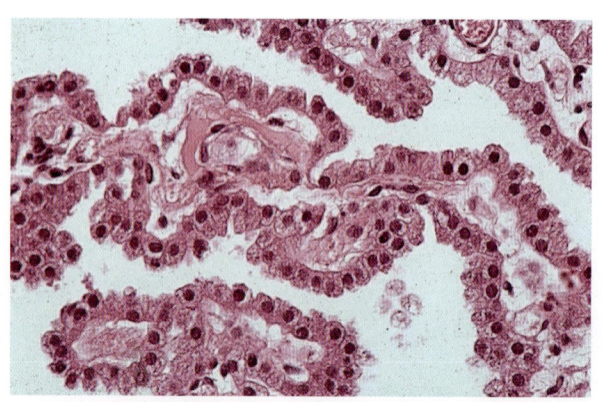

図2.1.1 脈絡叢の組織像　20×　Hematoxylin-Eosin 染色

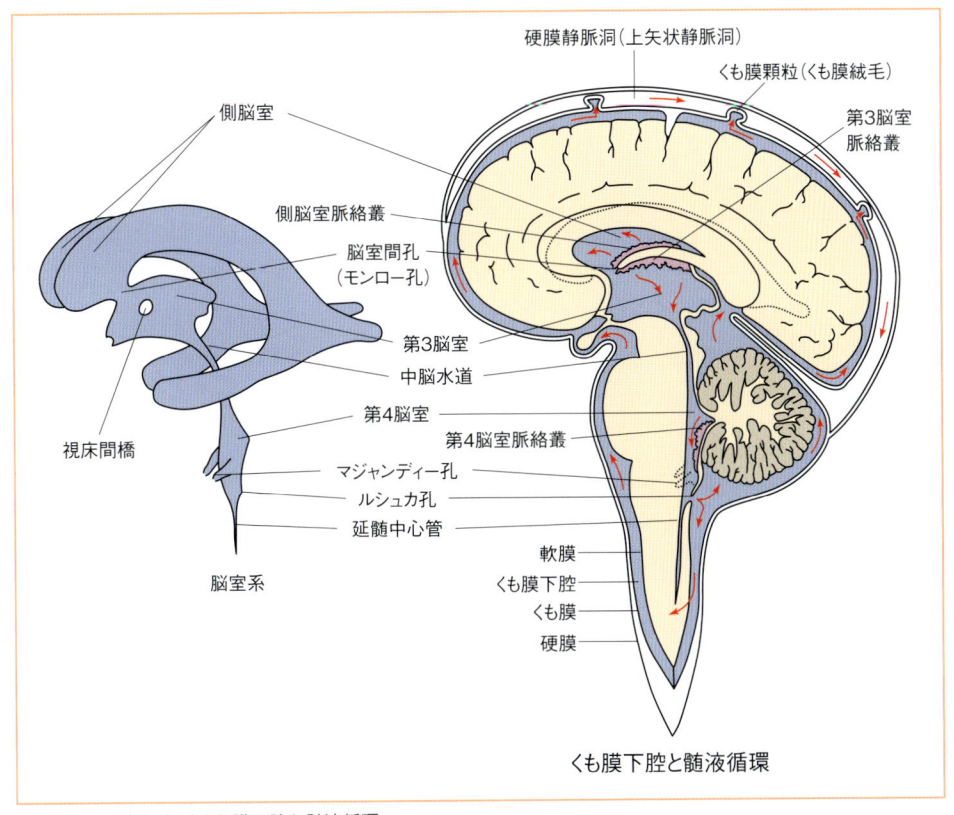

図 2.1.2　脳室およびくも膜下腔と髄液循環
〔大田喜孝：「髄液の役割と髄液検査の意義」, Medical Technology, 2014；42：429 より改変〕

2.1.3　髄膜とくも膜下腔

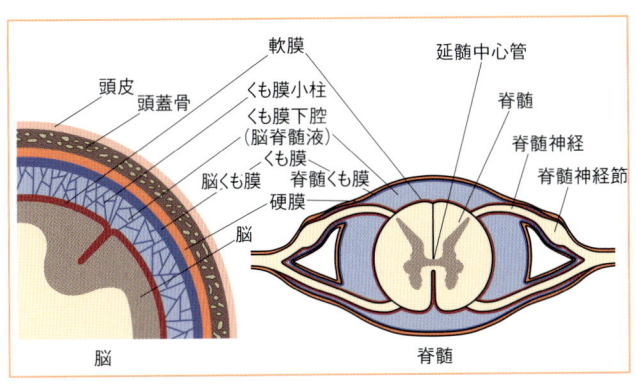

図 2.1.3　脳と脊髄のくも膜下腔
〔大田喜孝・安倍秀幸：「脳脊髄液, 細胞診の基本から実践へ」（羽場礼次・内藤善哉 編集），
病理と臨床，2013；31：242-251 より改変〕

髄膜は硬膜，くも膜，軟膜の3つの膜よりなり，硬膜は頭蓋骨に，軟膜は脳組織に密接している。くも膜と軟膜の間には空隙（くも膜下腔）があり，くも膜小柱とよばれる無数の線維で結ばれている。この小柱線維があたかも蜘蛛の糸状に見えることが「くも膜」の名称の由縁である。くも膜は脳くも膜と脊髄くも膜の2つに分けられ，脳から脊髄に至るくも膜下腔は常に髄液で満たされている（図2.1.3）。一般に「髄膜炎」とよばれる病態は髄膜のうちの「軟膜」の炎症を意味している[6,7]。

2.1.4　髄液の機能

髄液の機能についてはいまだ多くの疑問が残されているが，現在一般に認められているものを以下に要約する。

1. 中枢神経系の保護と支持

髄液は脳脊髄に常時浮力を与えており，Spector ら（1989）によれば実際の脳重量を1/30程度に軽減しているとされる[4]。すなわち，静水力学的なクッション機能により水の中に浮かぶ豆腐のような状態で中枢神経系を物理的外力から保護している。

2. 恒常性の維持

脳脊髄は正常な機能維持のため，周囲の化学的環境を一定に保つ必要がある。血液脳関門[*1]を通して，電解質やほかの生化学物質が微妙に調節されるとともにビタミン類，グルコースなどを栄養素として送り込むことで中枢神経系の恒常性を維持している[4]。

> **参考情報**
> *1：血液脳関門（blood-brain barrier）：脳は恒常性に強く依存する組織であり，血液から脳実質への物質移動は脳血管系により営まれている。脳血管の内皮細胞は緊密な結合を形成しており，選択された物質のみが通過でき，脳に不利益な物質は通過できない。この仕組みが血液脳関門であり，脳は環境変化や有毒物質から守られている。髄膜炎や脳炎ではこのバリアー機能が低下し，あるいは破壊され，血液細胞や蛋白物質などが移行しやすくなる。

3. 組織液としての機能

中枢神経系に病原微生物や異物が侵入すると，髄液中には速やかに白血球増多が生じ，それらを排除しようとする。これは細菌に対する好中球の直接攻撃であったり，ウイルスに対するリンパ球の抗体産生であったりとさまざまであるが，白血球の動員にはインターロイキン-6（interleukin-6；IL-6），顆粒球コロニー刺激因子（glanulocyte-colony stimulating factor；G-CSF），マクロファージコロニー刺激因子（macrophage-colony stimulating factor；M-CSF）などの種々のサイトカインが必要とされ，髄液はその伝搬役を担っている。また，脳は恒常性を維持するため多くの老廃物を産生する。脳脊髄をくまなく循環する髄液はこの老廃物を洗い流し，静脈系やリンパ系に排出する働きをもっている[5]。

2.1.5 髄液検査の意義

髄液検査の適応がある疾患には中枢神経系感染症（髄膜炎，脳炎）をはじめ，くも膜下出血，多発性硬化症，脳ヘルニア，脊髄疾患，ギラン・バレー症候群（Guillain-Barré syndrome），ベーチェット症候群（Behçet syndrome），サルコイドーシス（sarcoidosis），脳腫瘍，髄膜白血病やその他の転移性腫瘍などがある。

これらの疾患の診断ならびに経過観察のために髄液検査が実施されるわけであるが，実際には患者に髄膜刺激症状や神経症状を認め，その原因究明を目的とする場合が多く，髄膜炎，脳炎がその主体をなす。髄膜炎，脳炎では発熱，頭痛，嘔吐を三大症状とし，髄液採取には髄液圧を下げ，これらの症状を緩和する目的もある。

髄液検査項目としては細胞数算定・細胞分類をはじめとし，糖，蛋白，各種酵素，各種抗原・抗体の検出，免疫グロブリンや特殊蛋白の測定および微生物学的検索，細胞塗抹標本による形態学的検索などがあげられる。なかでもとくにSamson液と計算盤を用いた髄液細胞の算定と分類は，迅速な治療を必要とする各種中枢神経系感染症の鑑別診断および治療効果の判定において極めて重要な検査法である。

> **Q 髄膜刺激症状とは？**
>
> **A** 髄液腔（くも膜下腔）に炎症や出血が生じると髄膜が刺激され本症状をきたす。髄膜炎，脳炎，くも膜下出血のほか悪性腫瘍などでみられ，代表的な身体所見としては①項部硬直，②ケルニッヒ徴候，③ブルジンスキー徴候，④新生児・乳児の大泉門膨隆などがある[8〜10]。
>
> **①項部硬直（頸部硬直）**
>
> 検者は仰臥位の患者の後頭部を手ですくうようにして静かに持ち上げ，下顎を全胸部につけるような体位をとらせる。髄膜刺激徴候があれば項筋が収縮し硬くなり，患者は頸部の強い痛みを訴える[10]（図2.1.4①）。
>
>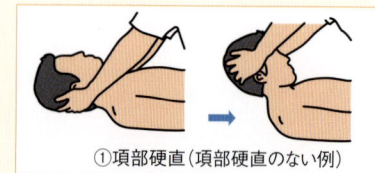
> ①項部硬直（項部硬直のない例）
>
> 図2.1.4① 髄膜刺激症状

②ケルニッヒ徴候（Kernig's sign）

患者は仰臥位で足を伸ばし，検者は一側の下肢の足首〜ふくらはぎ部を片手で保持，もう一方の手で上から膝を軽くおさえるようにして持ち上げていく。髄膜刺激徴候があると患者は下肢屈筋群の筋緊張亢進のために自動的に膝関節の屈曲を起こす[8]（図2.1.4②）。

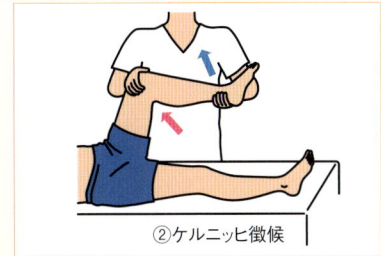

図2.1.4② 髄膜刺激症状

③ブルジンスキー徴候（Brudzinski's sign）

- ブルジンスキーの項徴候：下肢を伸ばした仰臥位の状態で，患者の上体が起きないように（背中をベッドに付けた状態で）頭部を被動的に前屈させる。髄膜刺激徴候があると，患者の股関節と膝関節に自動的な屈曲が起こる[8,9]（図2.1.4③）。

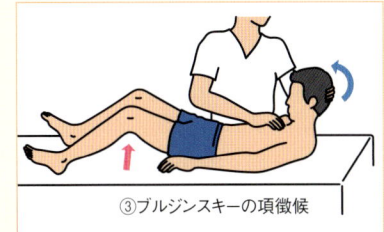

図2.1.4③ 髄膜刺激症状

- ブルジンスキーの対側下肢徴候：下肢を伸ばした仰臥位の状態で，患者の一側の下肢を被動的に膝関節で屈曲させる。髄膜刺激徴候があると，もう一方の足が自動的に股関節と膝関節で屈曲する。

④新生児・乳児の大泉門膨隆

大泉門は頭部の冠状縫合，矢状縫合，前頭縫合の間にある最大の菱形の泉門で，生後1年半ないし2年で閉鎖する。髄膜炎では髄液圧の上昇のために大泉門が膨隆する。なお，新生児・乳児では一般に髄膜刺激徴候をとらえ難いとされるが，おむつ交換時に激しく泣くなどの親の訴えが診断の契機となることがある[10]。

[大田喜孝]

📖 参考文献

1) Wright EM："Transport processes in the formation of the cerebrospinal fluid", Rev Physiol Biochem Pharmacol, 1978；83：2.
2) Greitz D, Hannerz J："A proposed model of cerebrospinal fluid circulation：observations with radionuclide cisternography", AJNR Am J Neuroradiol, 1996；17(3)：431-8.
3) Pappenheimar JR, Heisey SR et al.："Perfusion of the cerebral ventricular system in unanesthetized goats", Am J Physiol, 1962；203：763.
4) Spector R, Johanson CE："The mammalian choroid plexus", Sci Am, 1989；261：68-74.
5) Koh L, Zakharov A, "Miles Johnston：Integration of the subarachnoid space and lymphatics：is it time to embrace a new concept of cerebrospinal fluid absorption", Cerebrospinal Fluid Res, 2005；2：6.
6) 山浦 晶，田中隆一（監修）：標準脳神経外科 第11版，医学書院，2008.
7) Nolte J："The Human Brain：An introduction of Its Functional Anatomy" 2nd ed, 51-71, The CV Mosby Company, 1988.
8) Kernig VM："Ueber ein Krankheits symptom der acuten meningitis", St Petersburg Medizinische Wochenschrift, 1882；7：398.
9) Verghese A, Gallemore G："Kernig's and Brudzinski's signs revisited", Rev Infect Dis, 1987；9：1187-1192.
10) Feigin RD et al.："Diagnosis and management of meningitis", Pediatr Infect Dis J, 1992；11：785-814.

2.2 疾患と検査の進め方

2.2.1 中枢神経系感染症（髄膜炎・脳炎）の検査の進め方

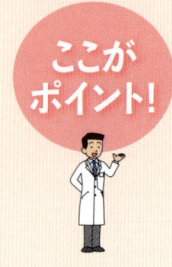

ここがポイント！

- 髄液検査は，髄膜炎の診断や経過観察において非常に重要な検査である。
- 髄液検査は，直接診断に結びつくため，検査には正確性と緊急性が求められる。
- とくに細菌性髄膜炎には，発症から数時間で昏睡に至り死亡する例もあり，迅速に他の髄膜炎と鑑別する必要がある。
- 検査時には，まず髄液の外観をよく観察し，白濁や日光微塵などから細胞増多の状態を推定する。
- 髄液細胞数と細胞分類，臨床化学検査によって，髄膜炎の種類について推測が可能である。
- 計算盤上で細胞数が多いか少ないか，どのような細胞が多く出現しているかなどを瞬時に判断できる能力が必要である。
- 髄液の臨床化学検査，細胞数，細胞分類のデータを常に比較し，乖離の有無について確認する必要がある。

● 1. 髄膜炎検査の必要性

中枢神経系感染症は，炎症が脳実質におよぶ脳炎と，くも膜下腔にとどまる髄膜炎があり，いずれの場合も死亡率や後遺症残存率が高い例がある。とくに細菌性髄膜炎や単純ヘルペス脳炎では，早期診断，早期治療が予後に大きく影響する。よって髄液検査の結果，中枢神経系感染症が疑われる場合には，速やかに専門医へコンサルトする必要がある。このように中枢神経系感染症診断の初期検査として実施される髄液検査の臨床的意義は高く，正確な結果を臨床側に報告すべきであり，検査者にとって重要な責務となる。

● 2. 髄膜炎の種類と髄液検査所見

（1）細菌性髄膜炎（bacterial meningitis）

典型的な症状と徴候は，発熱，頭痛，嘔吐，羞明，項部硬直などの髄膜刺激徴候，傾眠，錯乱を認める。数時間で意識清明から昏睡に至り死亡する例もあるため，その緊急性と病態を理解したうえで検査に臨むことが重要である。一般に発熱，項部硬直，意識障害が髄膜炎の三徴候とされるが，三徴候すべてがそろうのは髄膜炎患者の2/3以下であり，二徴候以上で95％程度，一徴候ではほぼ100％の患者に認められる。わが国における細菌性髄膜炎の発症頻度は，年間約1,500人程度で，小児が7割を占める。また細菌性髄膜炎の死亡率は15～30％，後遺症は10～30％とされており，初期治療が転帰を大きく左右するため，早期診断，早期治療が重要となる[2]。

わが国の細菌性髄膜炎における起炎菌として，6歳以上（小児では6歳を過ぎると免疫学的にほぼ成人に近い状態に近づき，この年齢以降での細菌性髄膜炎は極めて稀となる）では，*Streptococcus pneumoniae*（肺炎球菌）が60～65％，*Haemophilus influenzae*（インフルエンザ菌）が5～10％，*Neisseria meningitidis*（髄膜炎菌）が5％未満であり，5歳以下では *Haemophilus influenzae* が70～72％と頻度が高く，*Streptococcus pneumoniae* が20～25％と続く。4か月未満では，*Streptococcus agalactiae*（B群溶血性連鎖球菌）が45～50％，*Escherichia coli*（大腸菌）が20～25％であり，この2菌種で約80％を占める[3]。

髄液所見では多くの症例で髄液中に1,000/μL以上の著しい細胞増多を認め，出現する細胞は多形核球優位である。細胞数が10,000/μL以上になることも少なくなく，とくに髄液の外観が白濁している場合は細菌性髄膜炎の可能性を考慮する[4]。また細胞数の著しい増加とともに髄液糖／血糖比が0.4以下，血中CRP（C-reactive protein；C反応性蛋白）高値を示せば，細菌性髄膜炎の疑いが強くなる。病初期に多形核球優位の細胞増多を示す髄膜炎との鑑別には注意を要する。

各種中枢神経系疾患における髄液検査所見について，表2.2.1に記載する。

表 2.2.1 各種中枢神経系疾患における髄液検査所見

検査項目＼疾患	正常髄液	細菌性髄膜炎	ウイルス性髄膜脳炎	クリプトコッカス髄膜炎	くも膜下出血を主とする無菌性髄膜反応
細胞（/μL）	2（0～4）*	2,059（11～14,034）	182（8～1,012）	138（2～380）	28（2～380）
単核球（%）	99（98～100）	12（3～51）	81（28～100）	88（62～98）	86（56～97）
多形核球（%）	1（0～2）	88（49～97）	19（0～72）	12（2～38）	14（3～44）
糖（mg/dL）	62（48～83）	22（3～50）	63（43～85）	38（5～73）	60（50～81）
蛋白（mg/dL）	23（15～45）	350（61～1,220）	46（20～112）	98（26～314）	38（17～70）
LD（U/L）	27（8～58）	486（72～2,040）	67（19～373）	78（30～360）	84（36～290）
留意事項	正常髄液での多形核球の存在は末梢血からの混入の可能性あり	著明な細胞増多を示すため、髄液は肉眼で白濁して見られることが多い	病初期（特に小児）に髄液が採取されると多形核球優位を示すことが少なくない	免疫不全を伴う日和見感染例では、細胞増多を認めず、多数の大型菌体が計算盤で確認できる	くも膜下出血があれば肉眼でキサントクロミー（＋）。細胞増多は軽度で、単球、組織球が目立つ

＊平均値（最小値～最大値）

〔①大田喜孝：「脳脊髄液の細胞診」，細胞診のすすめ方，190，西国広（編著），近代出版，2012．
②日本臨床衛生検査技師会：一般検査技術教本，118，日本臨床衛生検査技師会，2012 より改変〕

参考情報

ウイルス性脳炎（viral encephalitis）：脳実質性に炎症がおよぶものを脳炎とよび、その大部分がウイルス性脳炎である。ウイルス性脳炎のわが国における発症頻度は、年間2,200人と推計されており、なかでも単純ヘルペスウイルスによる脳炎が約60%を占めている。未治療の単純ヘルペス脳炎の致死率は約70%とされ、抗ヘルペスウイルス薬が使用されている現在においても致死率が20～30%と高く、発症6か月後の日常生活への復帰率も約50%であり、予後不良の疾患である。

（2）ウイルス性髄膜炎（viral meningitis）

すべての髄膜炎の約80%以上がウイルス性髄膜炎であり、その原因としてエンテロウイルス群によるものが全体の約70～80%を占め、とくにわが国ではエコーウイルスとコクサッキーウイルスを多く認める。他にムンプスウイルス、ヘルペスウイルス群（単純ヘルペスウイルス、水痘・帯状疱疹ウイルス、EBウイルス）、麻疹ウイルス、風疹ウイルスなども髄膜炎を引き起こす。エンテロウイルス群によるものは初夏～秋にかけて小児や若年層に多く発症する[5]。

ウイルス性髄膜炎の典型的な髄液所見は、リンパ球優位の中等度（1,000/μL未満）の細胞増多にとどまることが多く、髄液糖の低下を認めず、血中CRPは正常～軽度の上昇にとどまることが多い。とくに反応性リンパ球の出現はウイルス性髄膜炎を疑う重要な所見となる。しかし、ウイルス性髄膜炎の病初期には多形核球優位の細胞数増多を示すことがあり、また一部のウイルス性髄膜炎では髄液糖の低下を認めることがあるため、細菌性髄膜炎との鑑別が困難なこともある。単核球の絶対数での増加や反応性リンパ球の出現などがウイルス性髄膜炎の鑑別のポイントとなる。なお、分離培養でウイルスを同定するか、あるいは髄液中にウイルスの遺伝子が検出できればウイルス性髄膜炎と確定診断できる。

（3）結核性髄膜炎（tuberculous meningitis）

結核菌（Mycobacterium tuberculosis，ヒト型結核菌）の感染により生じ、亜急性経過の発熱、頭痛をきたす髄膜脳炎である。本症は結核感染者において最も難治であり、死亡率も非HIV例で25%と高いが、早期診断、治療により予後を改善することができる。しかし、初発症状は非特異的であり、簡便な診断法はなく、適切な受診の機会が得られなければ迅速な診断は難しい疾患である。

髄液検査では、単核球優位の細胞数増多、蛋白上昇、軽度から中等度の糖低下などの所見が見られる。髄液の塗抹染色（Ziehl-Neelsen染色，auramine-rhodamine染色）もしくは抗酸菌培養により、菌体を確認できれば診断は確定できる。髄液アデノシンデアミナーゼ（adenosine deaminase；ADA）は古典的髄液診断マーカーであるが、精度の高い検査法である[6,7]。また髄液PCRによる菌の同定は特異度が高い方法である。

（4）真菌性髄膜炎（fungal meningitis）

一般的に亜急性に発症し、前駆症状なく頭痛、悪心、嘔吐、めまいなどで発症することが多い髄膜炎である。本症の原因菌として*Cryptococcus*属、*Candida*属、*Aspergillus*属、*Mucor*属、*Nocardia*属などがあるが、成人では*Cryptococcus*属によるものが約90%を占め[8]、なかでも*Cryptococcus neoformans*によるものが最も頻度が高い。これは、*Cryptococcus*菌体が中枢神経系に対し高い親和性を有するためと考えられている。発症は易感染宿主に多く、HIV感染、腎疾患、膠原病、悪性腫瘍、副腎皮質ステロイド投与、糖尿病を有している患者など免疫不全患者がハイリスク群となり、なかでもHIV感染は最も大きな危険因子である[9]。

クリプトコッカス髄膜炎では、一般的にリンパ球主体の髄液細胞増多を示すが、髄液中より菌体を証明することが重要となる。墨汁法では60%、サブロー培地での培養陽性は96%との報告がある[5]。免疫不全を伴う場合は、菌体の著しい増生を認め、菌体自体も大型なため、特徴的な分厚い莢膜を計算盤上でも容易に鑑別できる。しかし、免疫不全を伴わない症例ではリンパ球主体の細胞増加を示すものの、菌体は小型で目立たず、計算盤上での認識が困難であるため注意を要する。塗抹標本を作製するなどの操作が必要である。

（5）好酸球性髄膜炎（eosinophilic meningitis）

髄液中に好酸球が著明に増加する病態を好酸球性髄膜炎とよび，他の髄膜炎と同様に，頭痛，発熱，嘔吐や髄膜刺激徴候などの症状を認める[10]。本症には感染性と非感染性があり，感染性はおもに寄生虫が中枢神経系に侵入することによって起こる寄生虫性髄膜炎である。原因となる寄生虫に線虫類（広東住血線虫，蛔虫，旋毛虫），吸虫類（肺吸虫，日本住血吸虫），条虫類（有鉤条虫，マンソン裂頭条虫，包虫），有棘顎口虫，糞線虫，ベイリス犬回虫などがあり，真菌類の*Cryptococcus*や*Coccidioides*（*Coccidioides immitis*髄膜炎）などでも認められることがある。なかでも広東住血線虫による髄膜炎はアジア諸国を中心に発症頻度が高く，最も基本的な病因とされている。エスカルゴとして供されるアフリカの陸棲カタツムリが感染源になり得る。一方，非感染性の例としては，脳室ドレナージや脳室腹腔シャント，ミエログラフィーによるアレルギー反応，髄膜炎や悪性腫瘍の髄膜浸潤に対する二次的反応，非ステロイド性抗炎症薬（non-steroidal anti-inflammatory drugs；NSAIDs）や抗菌薬による副作用，特発性好酸球増多症候群などがあげられる。

（6）アメーバ性髄膜脳炎

自由生活性アメーバが中枢神経系に侵入し，髄膜脳炎を引き起こすものをアメーバ性髄膜脳炎とよぶ。本症には*Naegleria fowleri*（フォーラーネグレリア）による原発性アメーバ性髄膜脳炎と，*Acanthamoeba* spp.（アカントアメーバ）や*Balamuthia mandrillaris*（バラムチア）によるアメーバ性肉芽腫性脳炎がある。本症の報告数は少ないものの（世界中で500症例以上，わが国では2013年までに13症例），診断と治療が困難であることから，致死率が95％を超える感染症である。

①原発性アメーバ性髄膜脳炎（primary amoebic meningoencephalitis）

おもに川，池，プールなどの淡水や土壌中に生息する自由生活性アメーバである*Naegleria fowleri*（フォーラーネグレリア）によって引き起こされる[11]。アメーバに汚染された水が経鼻腔的に頭蓋内に侵入し，感染が成立する。潜伏期間は数日で嘔吐を伴う激しい頭痛，発熱などの初期症状が現れる。進行は非常に急速で，麻痺や昏睡などの激しい中枢神経症状を生じ，大部分の患者は発症後10日前後で死に至る。臨床検査での特徴的な所見がないため，死亡後に初めて診断がつく例がほとんどで，多くの症例が見逃されている可能性が指摘されている。

②アメーバ性肉芽腫性脳炎（amoebic granulomatous encephalitis）

Acanthamoeba spp.（アカントアメーバ）や*Balamuthia mandrillaris*（バラムチア）によって引き起こされる。*Acanthamoeba* spp. は土壌や淡水に加え，海水や粉じんからも分離された報告があり，生息域は広い。一方，*Balamuthia mandrillaris*は自然界から分離された報告例が少なく，生息域はわかっていない。免疫力低下などによる日和見感染症であることが多いが，バラムチア感染によるものは健常者の発症例も多く報告されている。ヒトへの感染経路は，皮膚の傷口や呼吸器から侵入したアメーバが血行性に脳に侵入すると考えられている[10,11]。潜伏期間は不明であり，頭痛や発熱，倦怠感などに加え，麻痺や四肢不全麻痺などを伴う慢性・亜急性の疾患である。

髄液所見は，圧の亢進，中等度〜高度の細胞増加を認め，出現する細胞として，好中球，リンパ球，単球が混在して認められる。髄液蛋白は上昇，髄液糖は低下ないし正常であり，細菌性髄膜炎やウイルス性髄膜炎の所見と類似している。確定診断には病原体の検出が必須であるが，計算盤上でのアメーバ原虫の検出は，よほど注意しない限り困難である。しかし，髄液を遠心し（500g，5分），沈渣を鏡検すると簡単に検出できる。

*Naegleria fowleri*の栄養型は擬リマックス形（ナメクジ様の形態）で膨出状単偽足を形成しながら急速に体形を変えて動く。

Acanthamoeba spp. の栄養型は，特徴的な短針，棘状の副偽足を形成して緩慢に体形を変える。*Balamuthia mandrillaris*の栄養型はリマックス型，フラベラ型，扁平な変形体類似の3つの外形をとり，扁平擬足のほか糸状擬足や顆粒性網状擬足を出して分岐・吻合する多様な形態をとる[12,13]。

髄液や脳組織から鞭毛型や嚢子が検出された報告はないため，脳組織からアメーバの嚢子が検出された場合には，アメーバ性肉芽腫性脳炎について考慮する必要がある。

前述のとおり，アメーバ性髄膜脳炎は症例数が少なく，見逃されやすい疾患でもある。また治癒に成功した症例はごくわずかであり非常に危険な感染症である。診断には髄液中の原虫検出が重要であり，早期発見，早期治療により治癒率の向上が期待できる疾患であるため，アメーバ性髄膜脳炎についても念頭に置き髄液検査を実施することが望まれる。

以上のことより，重篤な髄膜炎の場合，未治療では死への転帰をたどる可能性があるため，培養結果やPCR検査

の結果を待たずに，empiric therapy（経験的治療）を早急に開始すべき疾患である。この初期の投薬は，原因が確定されるまで続けられる。初期の髄液検査の結果は，髄膜炎の原因について推測することができる非常に重要な所見になる。

［髄液検査では］，最初に外観を観察する。［透明か］確認できるか，黄色調を示［すかを観察］する。外観で濁りを認める［場合には細胞数の増加］が推測できる。

［計算盤］上の白血球数を算定するが，［さまざま］な情報が得られる。細胞数［が多い］場合，どの程度の細胞増多な［のか，割］合はどれほどなのかなどで

［細菌性髄膜炎］かウイルス性髄膜炎を推定す［る所見で］ある。1つの考え方として，［細胞数が細］菌性髄膜炎を疑い，1,000［/μL以上の炎］を考える。すべての髄膜［炎にあてはまる訳ではない］が，ウイルス性髄膜炎で細胞［数が1,000/μL以上は］少なく，1つの目安として考［えられる。Fuchs-Ro］senthal計算盤による細胞数［1,000/μL以上の1/］16区画（図2.2.1）に細胞が［12個以上あれば］約1,000/μL（12×16×16÷[...]）と考えられる。

［細菌性］髄膜炎かウイルス性髄膜炎［かの簡便］な考え方として，多形核球優［位ならば細菌性髄膜炎を疑い，］単核球優位ならばウイルス［性髄膜炎を疑う。しかし，ウイ］ルス性髄膜炎の発症初期には［多形核球優位のこともあ］り，細菌性髄膜炎との鑑別には注意を要する。ここで細胞数600/μLの症例があり，細

胞分類が多形核球：単核球＝90％：10％であったと仮定する。所見的には細菌性髄膜炎を疑うが，単核球も10％程度出現しており，絶対数から考えると，単核球は60/μLであり基準範囲にくらべ増加していることになる。このように単核球も増加している場合には，反応性リンパ球の出現を確認し，認められれば多形核球優位でもウイルス性髄膜炎初期の可能性を否定できないことを医師に報告する必要がある。

髄液の臨床化学検査（髄液蛋白，髄液糖など）は，細胞数とともに評価することで髄膜炎の種類や程度を推測できる。多形核球優位を示しながら髄液糖の低下がない場合や，細胞数が少数であるにもかかわらず髄液蛋白が増加している場合など，髄液細胞数と髄液臨床化学値との乖離を認める場合，重要な疾患が隠れている可能性がある。

基本的な髄液検査の進め方として，フロー（図2.2.2）に表した。

● 4. 中枢神経系感染症検査の考え方

髄膜炎検査では，とくに細菌性髄膜炎の早期発見を第一の目的とし，次の点に留意する。

①髄液が臨床検査科に到着したら，まず外観をよく観察し細胞数をある程度推測する。
②計算盤標本を作成し細胞数が多い場合は1/16区画を計数し，概算的に細胞数を算出し，細胞数が1,000/μL以上あるかどうかの推定を行う。
③明らかに細胞数が多く多形核球優位ならば，細菌性髄膜炎を疑う。
④細菌性髄膜炎を疑った場合には，早急に治療に対処できるよう，その旨を第一報として臨床側に報告することが望ましい。
⑤多形核球優位だが単核球の増加もある場合は，ウイルス性髄膜炎の初期の可能性を考慮し，反応性リンパ球の出現を確認する。
⑤髄液臨床化学検査結果を必ず確認し，髄液細胞数，細胞分類との相関性について確認する．乖離がある場合は注意する。

髄膜炎における細菌性髄膜炎の頻度は約5％程度であり，決して高くないが，早期治療を必要とするために，適切な検査を迅速に実施，報告できるよう日頃から準備する必要がある。

☞ p.64　4.1 中枢神経系感染症

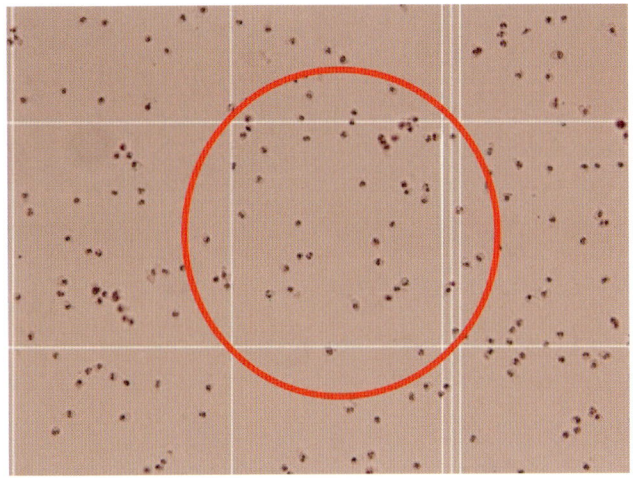

図 2.2.1　Fuchs-Rosenthal 計算盤による細胞数 1,000/μL の目安
赤丸で囲った区画（大きな1区画中の小さい1区画）に細胞数が平均して12個以上あれば 1,000/μL 以上と考えられる。

2章 髄液検査法解説

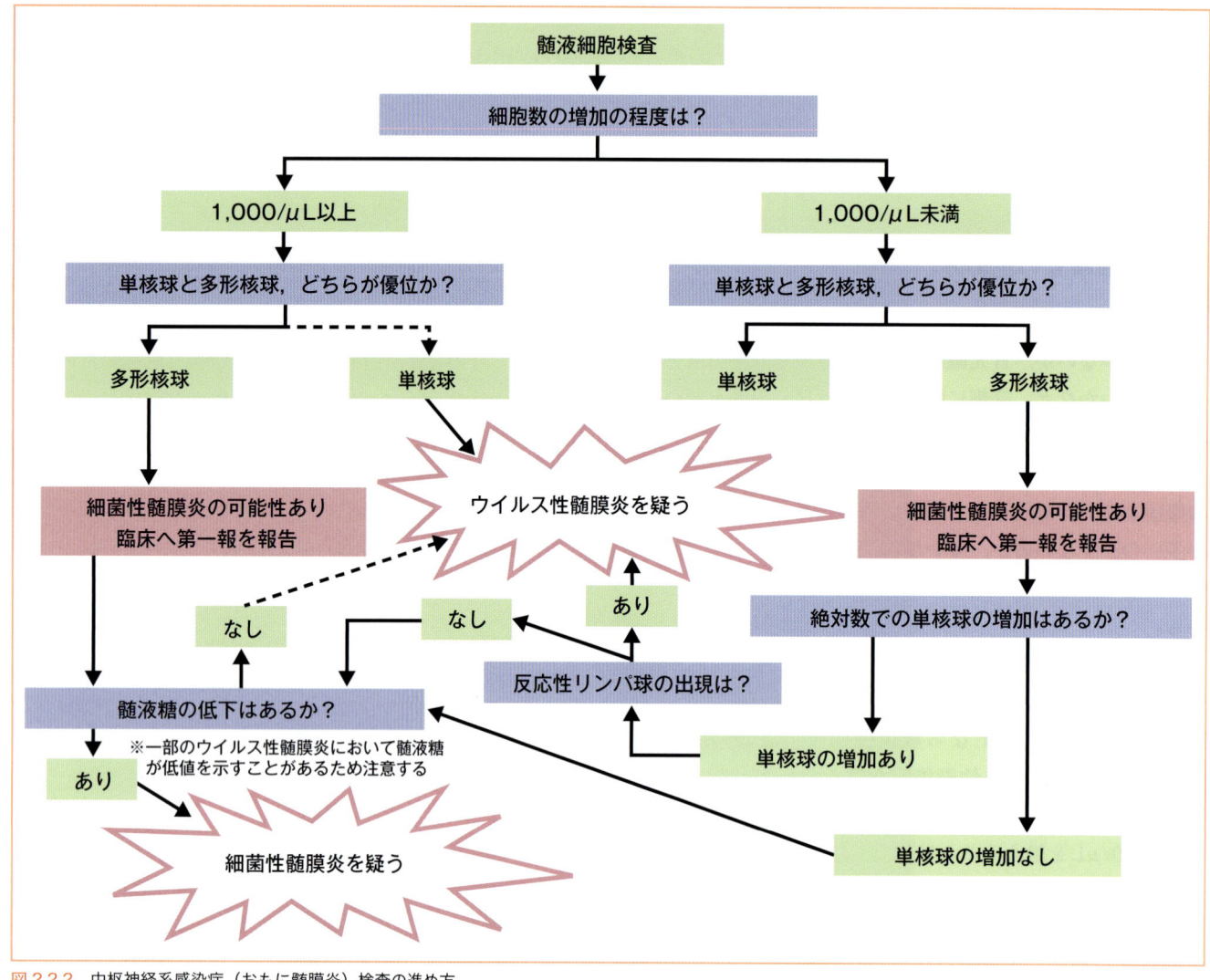

図 2.2.2 中枢神経系感染症（おもに髄膜炎）検査の進め方
好酸球も多形核球であるため，多形核球が出現している場合には好酸球の出現についても注意する必要がある。

［堀田真希・日高　洋］

2.2.2　脳神経外科術後の検査の進め方

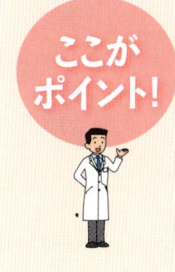

ここがポイント!
- 脳室ドレナージ適応は水頭症であり，頭蓋内圧コントロールが重要である。
- 脳室ドレナージ管理は，髄液の排液量および色調の変化を観察することが重要である。
- 一般検査領域における脳室ドレナージから得られた髄液検査では，出血の有無，白血球の細胞数算定および細胞分類や異型細胞の鑑別が重要である。

　脳神経外科領域は，脳腫瘍をはじめ脳血管障害，頭部外傷，先天異常，水頭症，中枢神経系の炎症性疾患，機能的脳神経外科疾患，脊髄・脊椎疾患など多岐にわたる。各種疾患は，症状や検体検査（血液，臨床化学，遺伝子）および画像検査（頭部単純X線写真，CT，MRI，超音波）などにより診断し，手術（摘出，シャント，ドレナージ），放射線，薬物などによって治療される。

　本項では，脳神経外科疾患，とくに脳腫瘍，くも膜下出血，水頭症の治療に積極的に用いられている手技である脳室ドレナージとそこから得られた検体による検査の進め方について解説する。

● 1. 脳室ドレナージ適応疾患 [14～16]

　水頭症に対して行われる治療であり，脳内出血の脳室穿破，重症くも膜下出血や脳腫瘍による急性閉塞性水頭症が好適応である。くも膜下出血や髄膜炎が原因で，髄液の吸収障害がある場合，脳室拡大や頭蓋内圧亢進をきたすため，髄液を持続的に排液し，頭蓋内圧をコントロールする必要がある。頭蓋内感染や血腫によりシャント閉塞のリスクが高い場合にも適応となる。脳室ドレナージの適応となる疾患を表2.2.2に示す。

表2.2.2　脳室ドレナージ適応疾患（水頭症）

出血性疾患	くも膜下出血 脳室内出血 脳幹部出血
感染性疾患	髄膜炎 脳室炎
頭蓋内占拠性病変	脳腫瘍
頭部外傷	

● 2. 脳室ドレナージの管理 [14～16]

　脳室ドレナージは，頭蓋内圧をコントロールすることが第一目的である。頭蓋内圧コントロールは，頭蓋内圧の変化に伴って適切な髄液排液量を維持することによって行う。持続脳室ドレナージの実施期間は疾患によって異なるが，5～14日間程度である。理想的には脳脊髄液の色調が透明になるまで行われる。ドレナージ中の二次性出血や蛋白濃度の上昇を伴う二次的感染所見に注意が必要である（図2.2.3, 2.2.4）。

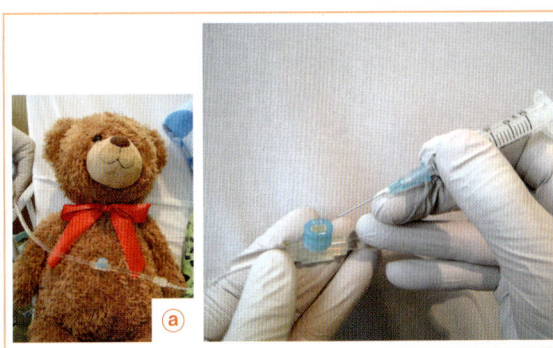

図2.2.3　検体採取ポート

2章 髄液検査法解説

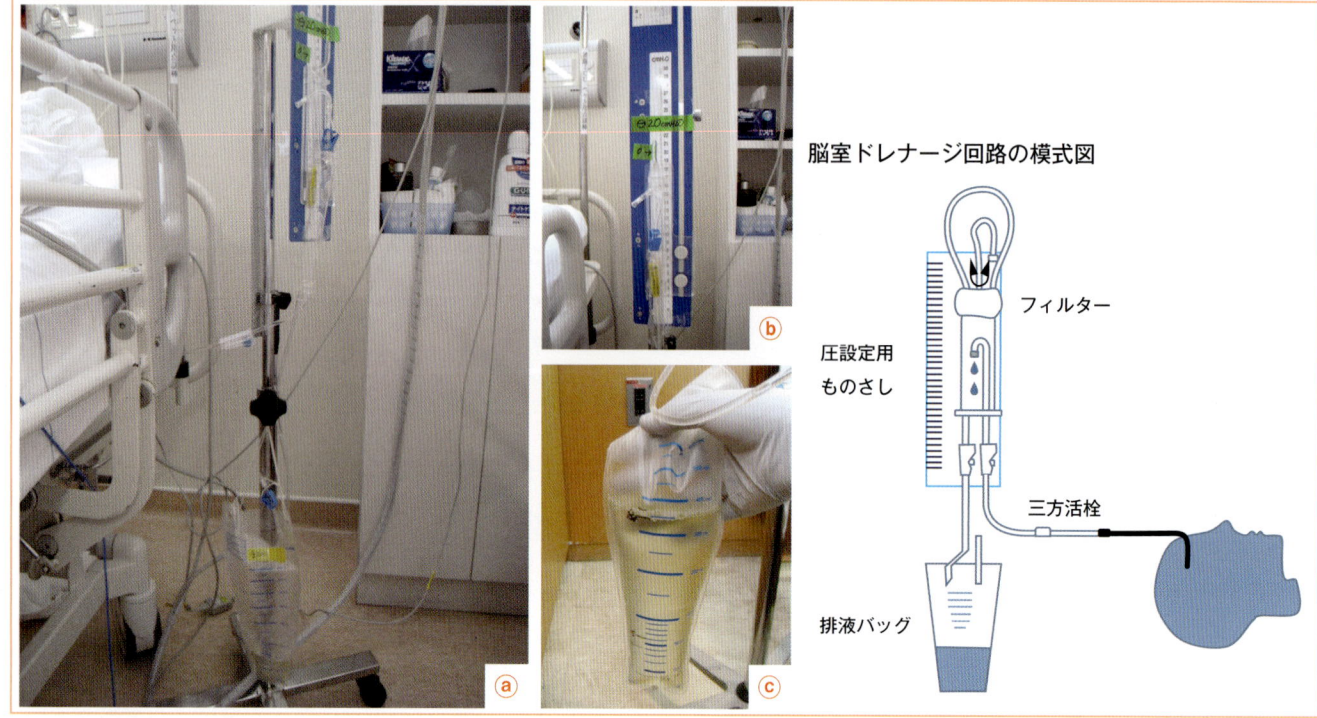

図 2.2.4 脳室ドレナージ回路

● 3. 脳室ドレナージ適応疾患における検査の進め方[17]（図 2.2.5）

（1）脳腫瘍

手術後にドレーンが挿入された場合は，排液された髄液を用いる。細菌感染症の有無を把握するためには，細胞球数および細胞分類や微生物学検査や臨床化学検査（蛋白，糖）が実施される。腫瘍の再発の有無を把握するためには，髄液細胞診や髄液および血清中腫瘍マーカー［αフェトプロテイン（α-fetoprotein：AFP），ヒト絨毛性ゴナドトロピン（human chorionic gonadotropin；hCG），胎盤型ロイシンアミノペプチダーゼ（placental leucine aminopeptidase；PLAP）］の精査が重要であり，腫瘍の再発の有無を把握できる。時に，下垂体機能確認のため，血中ホルモン検査も同時に行われる。

また，化学療法が行われている場合は，血液検査により重症免疫不全から白血球・赤血球および血小板の減少を定期的に確認する。

（2）くも膜下出血

くも膜下出血の診断に髄液検査は有用である。肉眼的に上清がキサントクロミー（xanthochromia）を呈することで確認できる。手術後の再出血の確認も，排液された髄液を遠心し再出血後2～3時間から2～3週間の期間で行うことができる。手術後にドレーンを挿入する際は，水頭症治療目的と同時に排液された髄液中の細菌感染の有無を把握するため，細胞数算定，細胞分類，微生物学検査および臨床化学検査（蛋白，糖）が実施される。

（3）水頭症

髄液循環障害によって，髄液が脳室内または頭蓋内くも膜下腔に過剰に貯留した状態である。小児期の水頭症には，先天性要因による病態と後天性要因によるものがある。前者は奇形や胎盤感染によるものであり，後者は髄膜炎，出血，外傷などが主である。成人期に見られる水頭症は，脳疾患（脳腫瘍，頭蓋内出血，外傷，髄膜炎）に続発するものと，特発性正常圧水頭症や中脳水道閉塞（狭窄）症などがあげられる。水頭症に対する治療は，小児，成人ともに過剰に貯留した髄液を頭蓋外へ誘導するシャント術が行われる。しかし，脳室シャントが適応外の場合は脳室ドレナージによって対応し，細菌感染症や出血の有無を把握することが選択される。

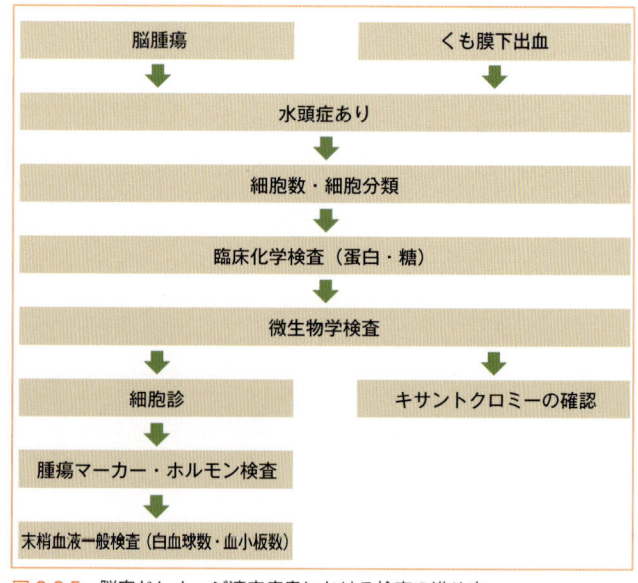

図 2.2.5 脳室ドレナージ適応疾患における検査の進め方

4. 実例における検査の進め方と注意点

脳室ドレナージにより排液された髄液検体34例について、疾患、肉眼的所見、細胞数および細胞分類所見を示す（表2.2.3）。

(1) 脳室ドレナージが適応された疾患

脳室ドレナージにより排液された髄液検体34例の内訳は、脳腫瘍16例、出血性疾患15例、その他：大動脈瘤、脳動脈奇形、水頭症が各々1例であった。出血性疾患については、くも膜下出血が多く15例中8例（53.3％）であった。

(2) 肉眼的所見
① 色調

正常の髄液は無色透明であるが、脳室ドレナージにより排液された髄液は、当然のことながら手術後であるため着色していることが多い。今回の34例については、赤色系19例（55.9％）、橙色7例（20.6％）、黄色系8例（23.5％）であった。このように、赤色系と橙色を含めると76.5％が血性髄液であるといえる（図2.2.6～2.2.8）。さらに、遠心後の髄液の沈渣を確認すると、30例（88.2％）に赤血球の沈殿が認められ、頭蓋内出血と手術侵襲による影響が考えられた。そのため、髄液腔内である程度時間の経過した出血を意味するキサントクロミーの確認が困難な場合も多く、必ず遠心後の髄液上清が黄色調を呈しているか否かを確認することが重要である。今回の34例については、24例（70.6％）の上清がキサントクロミーであった。

② 混濁

混濁は細胞数の増加を示すことが多いが、脳室ドレナージにより排液された髄液では、出血した血液が混入しているため混濁していることが多く、必ずしも細胞数の増加を意味するわけではない。異型細胞の確認などのためにも、まずは希釈せずに観察することが基本であるが、混濁が1＋以上の場合には細胞数が増加していることが多いため、あらかじめ混濁の程度によって希釈を行ってから細胞数の算定を行うことが肝要である。したがって、

表2.2.3 脳室ドレナージが施行された患者における疾患、肉眼的所見、細胞数および細胞分類所見

疾患	髄膜炎	外観1	外観2	外観3	外観4	細胞数 (/μL)	L	N	M	髄液蛋白 (mg/dL)	髄液糖 (mg/dL)	血糖 (mg/dL)	髄液糖/血糖
脳腫瘍	なし	黄色	混濁±	血液±	キサント	7	1	3	3	169	177	225	0.79
脳腫瘍	なし	淡黄色	混濁±		キサント	1	1	0	0	415	97	99	0.98
脳腫瘍	なし	微黄色	混濁±		キサント	10	3	2	5	81	58	なし	なし
脳腫瘍	なし	微黄色	混濁±	血液±	キサント	1	0	0	1	45	74	106	0.70
脳腫瘍	なし	微赤色	混濁±	血液±	キサント	3	0	1	2	496	91	175	0.52
脳腫瘍	あり	黄色	混濁1＋		キサント	1,860	27	1,820	13	899	11	173	0.06
脳腫瘍	なし	赤橙色	混濁1＋	血液1＋	キサント	37	3	32	2	349	73	168	0.43
脳腫瘍	あり	赤橙色	混濁1＋	血液1＋	キサント	313	3	303	7	330	40	97	0.41
脳腫瘍	なし	微赤色	混濁1＋		キサント	1,800	87	1,713	0	804	2	96	0.02
脳腫瘍	なし	橙色	混濁1＋	血液1＋	キサント	2	1	0	1	163	82	138	0.59
脳腫瘍	なし	赤色	混濁2＋	血液2＋	キサント	2	0	2	0	34	61	120	0.51
脳腫瘍	なし	橙色	混濁2＋	血液1＋	キサント	421	40	333	48	412	13	111	0.12
脳腫瘍	あり	橙色	混濁2＋	血液1＋	キサント	915	15	803	97	245	50	98	0.51
脳腫瘍	なし	赤褐色	混濁3＋	血液1＋	キサント	2,540	107	2,193	240	なし	なし	156	なし
脳腫瘍	なし	微赤色	混濁±	血液±		2	1	1	0	13	62	86	0.72
脳腫瘍	なし	淡赤色	混濁1＋	血液±		2	1	1	0	14	92	156	0.59
出血性疾患	なし	橙色	混濁±	血液±	キサント	61	36	5	20	66	58	200	0.29
出血性疾患	なし	黄麦色	混濁1＋	血液±	キサント	42	11	22	9	331	59	147	0.40
出血性疾患	なし	橙色	混濁1＋	血液1＋	キサント	26	18	8	0	46	52	124	0.42
出血性疾患	なし	橙色	混濁1＋	血液1＋	キサント	69	8	43	18	187	44	144	0.31
出血性疾患	なし	赤褐色	混濁2＋	血液1＋	キサント	59	8	33	18	148	60	174	0.34
出血性疾患	なし	赤褐色	混濁3＋	血液1＋	キサント	265	17	188	60	112	13	87	0.15
出血性疾患	なし	橙色	混濁3＋	血液1＋	キサント	865	25	800	40	377	34	116	0.29
出血性疾患	なし	黄麦色	混濁2＋	血液±	キサント	90	30	41	19	184	53	112	0.47
出血性疾患	なし	赤褐色	混濁3＋	血液±		1,227	193	787	247	474	59	215	0.27
出血性疾患	あり	赤色	混濁3＋	血液1＋		174	52	92	30	128	127	174	0.73
出血性疾患	なし	赤色	混濁3＋	血液3＋		533	33	453	47	30	125	166	0.75
出血性疾患	なし	赤色	混濁3＋	血液2＋		3,625	125	3,250	250	72	75	105	0.71
出血性疾患	なし	赤色	混濁3＋	血液1＋		1,686	230	1,423	33	160	68	177	0.38
出血性疾患	あり	赤色	混濁3＋	血液2＋		83	7	53	23	106	51	141	0.36
出血性疾患	あり	赤橙色	混濁3＋	血液1＋		353	47	213	93	155	66	130	0.51
その他	なし	淡黄色	混濁1＋	血液±	キサント	62	9	44	9	63	68	89	0.76
その他	なし	赤色	混濁3＋	血液3＋	キサント	42	15	20	7	90	90	151	0.60
その他	なし	赤色	混濁3＋	血液3＋		126	10	103	13	200	122	201	0.61

＊細胞数は/μLで表記。細胞分類はL：リンパ球、N：好中球、M：単球および組織球を示す。キサント：キサントクロミー。

■ 2章　髄液検査法解説

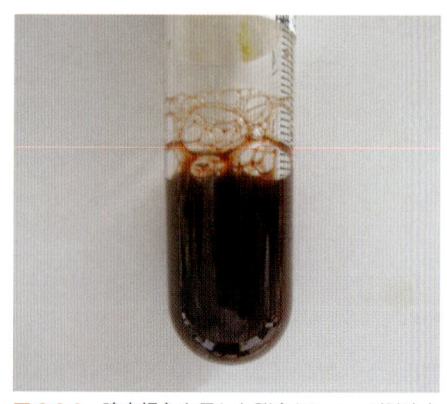
図2.2.6　暗赤褐色を呈した脳室ドレナージ髄液症例

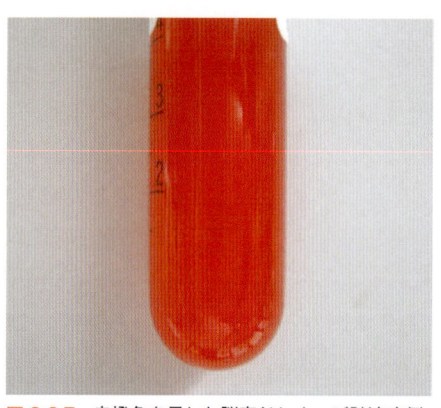
図2.2.7　赤橙色を呈した脳室ドレナージ髄液症例

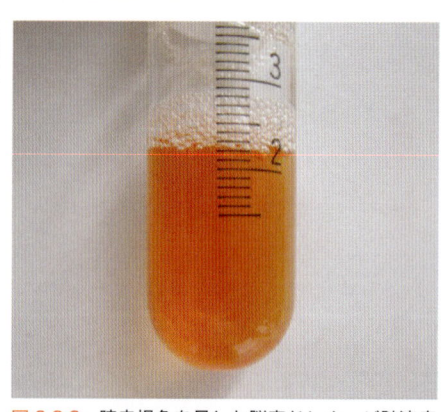
図2.2.8　暗赤褐色を呈した脳室ドレナージ髄液症例

正確な細胞数の算定を行うためには，混濁の有無だけではなく，混濁の程度にも注意を払うことが必要となる。

(3) 臨床化学検査法[18]

①髄液蛋白

髄液蛋白は，一般的に50mg/dL以上が病的増加と考える。しかし，本症例の場合には，出血による血中蛋白が混入し高値を呈することがある。したがって，髄液蛋白の増加による髄膜炎の有無を把握することは困難である。

②髄液糖

髄液糖の基準範囲は50〜80mg/dLである。正常状態では，血糖値の60〜80%に維持されている。したがって，髄液糖の増減を評価するためには，髄液糖/血糖で評価することが望ましい。今回の実例で細胞数が増加し髄液糖および血糖が測定されていた24例について観察すると，髄液糖が50mg/dL未満を呈した症例は，24例中7例(29.2%)であり，細胞数の増加と乖離した結果であった。しかし，髄液糖/血糖で評価すると髄液糖/血糖が0.6未満を呈した症例は，24例中18例(75%)であり，ほぼ細胞数の増加と相関した結果であった。髄液糖が50mg/dL未満を呈した症例が少数となった原因は，手術中に輸液によって血糖が高くなっていたことの影響が考えられる。したがって，髄液糖の減少による髄膜炎の有無を把握することは困難であるため，髄液ドレナージの症例における髄膜炎の有無を把握するためには，とくに髄液糖/血糖で評価することが重要である。

(4) 細胞数算定および細胞分類[18]

脳室ドレナージにより排液された髄液における細胞数の算定は，細菌性髄膜炎の有無と悪性細胞の増殖があるか否かを把握するために行われる。今回の34例については，平均値：509/μL（最小値1/μL，最大値3,625/μL）と細胞数の増多を示し，好中球を主体とする多形核球が優位であり，細菌性髄膜炎が疑われる症例が多かった。しかし，細菌培養の結果は，34例中6例(17.6%)のみに起炎菌が検出され，細胞数の増多と乖離した結果であった。この結果の要因は，頭蓋内出血や脳室近傍の腫瘍に髄膜が反応した，いわゆる無菌性髄膜反応により，細胞動員が起こったものと推測される。34例中27例(79.4%)で髄液蛋白が50mg/dL以上で，細菌性髄膜炎を示唆する所見があったのは，血液中の蛋白が混入したためと考える。

脳室ドレナージにより排液された髄液の細胞分類で特徴的なのは，大脳組織片がしばしば出現すること（図2.2.9，2.2.10）や好酸球を主体とする多形核球が優位なことである。好酸球については，脳室ドレナージのカテーテルやミエログラフィーの造影剤に対するアレルギー反応，悪性腫瘍の髄膜浸潤に対する二次的反応，薬物療法による副作用などに起因する。極めて稀なケースであるが，手術中に使用したガーゼの遺残によってアレルギー反応を起こし，好酸球が増多する場合がある。これらのような病態を好酸球性髄膜炎とよぶ（図2.2.11，2.2.12）。その他の細胞としては，脳腫瘍や頭蓋内出血，とくにくも膜下出血患者に認められるヘモジデリン顆粒や赤血球を貪食した単球や組織球（図2.2.13，2.2.14），稀に腫瘍細胞を認める（図2.2.15）。

2.2 疾患と検査の進め方

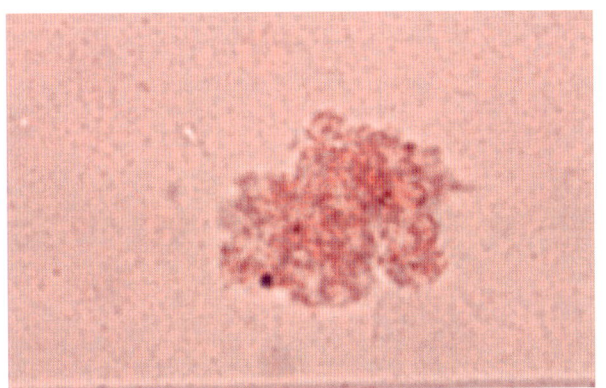

図2.2.9 脳神経外科術後に認められた症例―大脳組織片（脳室ドレナージ髄液）　40×　Samson染色

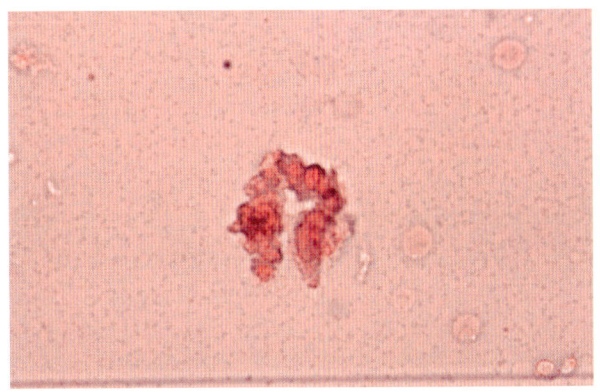

図2.2.10 脳神経外科術後に認められた症例―大脳組織片（脳室ドレナージ髄液）　40×　Samson染色

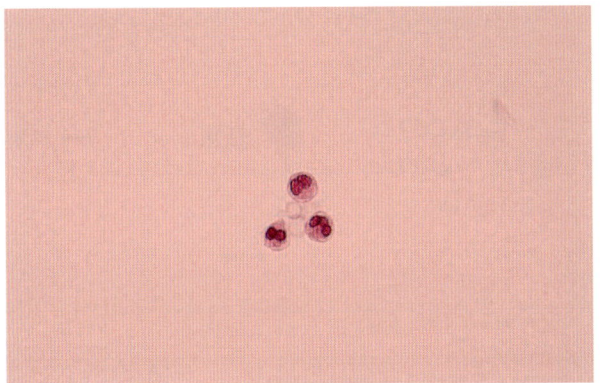

図2.2.11 カテーテルにアレルギー反応を起こした症例―好酸球性髄膜炎（脳室ドレナージ髄液）　40×　Samson染色

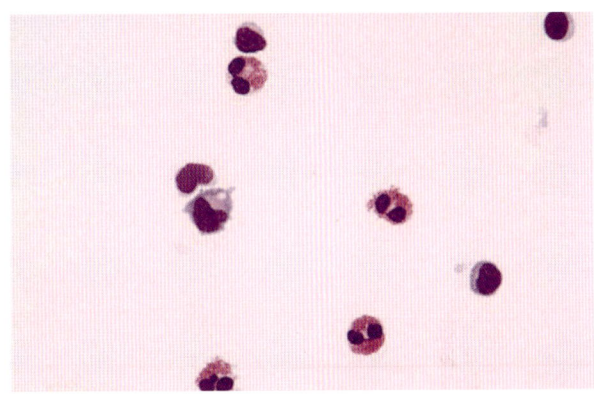

図2.2.12 カテーテルにアレルギー反応を起こした症例――図2.2.11と同一症例（脳室ドレナージ髄液）　40×　May-Grünwald Giemsa染色

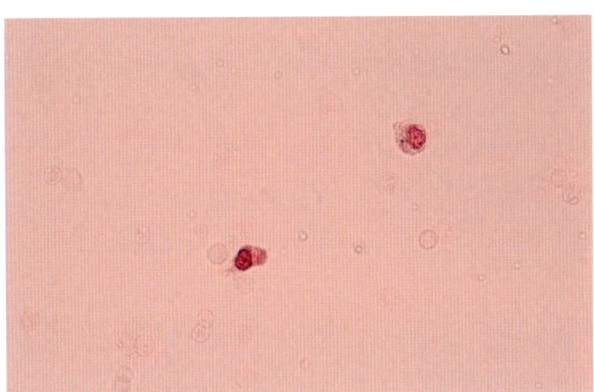

図2.2.13 くも膜下出血による無菌性髄膜反応（脳室ドレナージ髄液）　40×　Samson染色
単球，組織球を認める。

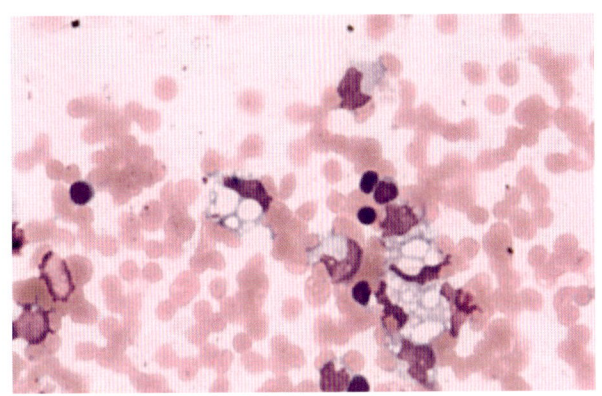

図2.2.14 図2.2.13と同一症例（脳室ドレナージ髄液）　40×　May-Grünwald Giemsa染色
空胞化した変性の強い組織球を認める。

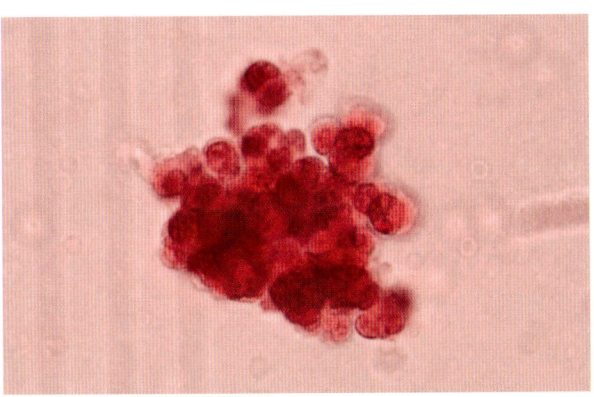

図2.2.15 異型細胞，右前頭葉から頭頂葉原発の乏突起膠腫に星状膠細胞腫の一部が混在した症例（脳室ドレナージ髄液）　40×　Samson染色
核・細胞質（N/C）比の高い細胞を集合性に認める。

☞ p.93　5 髄液細胞アトラス

Q 細胞変性の著しい検体が提出された場合は，どのように対応すればよいか？

A 細胞変性の著しい検体が提出された場合は，体外に導出した排液バックからの採取が考えられる。髄液採取方法について臨床へ確認を行い，適切な検体採取方法を伝え検体の再提出を依頼する。不適切な検体による検査は，細胞数の偽低値，コンタミネーションによる二次的な細菌感染であるにもかかわらず，細菌性髄膜炎を示唆する所見を報告してしまう可能性があり，検査過誤の要因となるため実施しない。

☞ p.94　5 髄液細胞アトラス　図5.14

Q フィブリンが析出していた検体の場合は，どのように対応すればよいか？

A 計算盤上でフィブリンを認めた場合は，過去では炎症が強いことや結核性髄膜炎が考えられることから有用な所見とされた。しかし，科学的根拠に乏しいため，現在では重視されていない。ドレナージ髄液では，高度の出血によりフィブリンが析出することがある。この場合は，フィブリンに白血球が付着して細胞数が減少し偽低値を示すことがあるため，フィブリン析出により参考値であることを臨床へ伝える必要がある。

☞ p.100　5 髄液細胞アトラス　図5.58

Q 赤血球が多い検体での検査実施について注意することは？

A 高度の出血により赤血球が多い場合は，Samson液中の酢酸による溶血が十分でないことがあり，赤血球が残存しやすくなる。これにより，収縮変性した赤血球が集合や破砕片となって認められることがある。このような場合では，白血球の鑑別が困難で，赤血球の破砕片の集合を白血球と誤認してしまう可能性があるため，注意が必要である。

［横山　貴・藍原康雄・岡田芳和］

2.2.3 中枢神経系白血病の検査の進め方

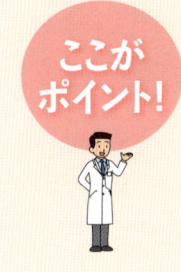

ここがポイント!
- 細胞数算定時，用手法では，細胞質の色調，大きさ，N/C比，核小体の有無を，自動血球分析装置ではスキャッターグラムを注意深く観察する。
- 細胞数が少ない場合でも必ず細胞塗抹標本を作製し細胞を観察する。
- 採取量や細胞数が少なく限りがあるため，疑われる原疾患の病型に合わせて，検査項目の優先順位を決めて項目を選択する。

中枢神経系白血病は，髄膜に浸潤する髄膜性白血病と，脳実質や脊髄に腫瘤を形成する腫瘤形成型に大別される。診断においては腰椎穿刺による髄液検査が最も重要であり，末梢血液や骨髄液で白血病を診断するときと同様にさまざまな検査が行われる。具体的には，髄液細胞数の算定，標本作製による細胞判定，また，フローサイトメトリー(flow cytometry；FCM)検査，病型によっては遺伝子検査，蛍光 in situ ハイブリダイゼーション (fluorescence in situ hybridization；FISH) 検査が施行される。

● 1. 中枢神経系白血病の検査の進め方

中枢神経系白血病の検査の進め方のフローチャートを示す（図2.2.16）。髄液検体は，採取量や細胞数が少なく限りがあるため，疑われる原疾患の病型に合わせ，検査項目の優先順位を決めて項目を選択する必要がある。健常者の髄液細胞数は通常約5/μL以下であり[19,20]，一般的には細胞数が増加しているときに病的意義をもつ。しかし，細胞数が少なくても白血病細胞を認める場合があるため，注意を要する。

髄液検査において始めに行う検査は細胞数算定である。細胞数が5/μL以下（施設ごとに臨床科と相談しルールを決めることが大切）の場合は，FCMでは検出困難な場合が多いため，サイトスピンによる標本作製のみを行い細胞判定をすることが望ましい。細胞数5/μL以上の場合には，サイトスピンによる標本作製後に細胞観察を行い，形態学的に鑑別困難な場合には，病型に応じてFCMや遺伝子検査，FISH検査を施行する[21,22]。

☞ p.34　3.2 髄液細胞の観察
　　Q&A「白血病細胞の疑いがある異型細胞を認めたときの報告は？」

● 2. 細胞数算定

細胞数算定は，Samson液，Fuchs-Rosenthalの計算盤を使用する用手法に加えて，現在では自動血球分析装置による算定も行われている。注意点としては，用手法では，細胞の大きさや細胞質の色調，N/C比，核小体の有無に留意する。自動血球分析装置では，スキャッターグラムを注意深く観察する必要がある。

☞ p.38　3.2 髄液細胞の観察
　　検査室ノート「自動血球分析装置による検査」

● 3. 細胞観察

細胞の判定は，標本作製，Giemsa系染色を行い観察する。髄液は，細胞数が少ないため，細胞塗抹標本を作製することが望ましい。細胞数が少ない場合には，遠心し上清を除き，細胞を濃縮する工夫も必要である。

髄液中の細胞数が増加している場合は，各種髄膜炎，白血病，固形腫瘍の中枢神経浸潤などが疑われる。ウイルス性髄膜炎や白血病，固形腫瘍の中枢神経浸潤においては単核の細胞が増加していることが多く，標本による観察は，

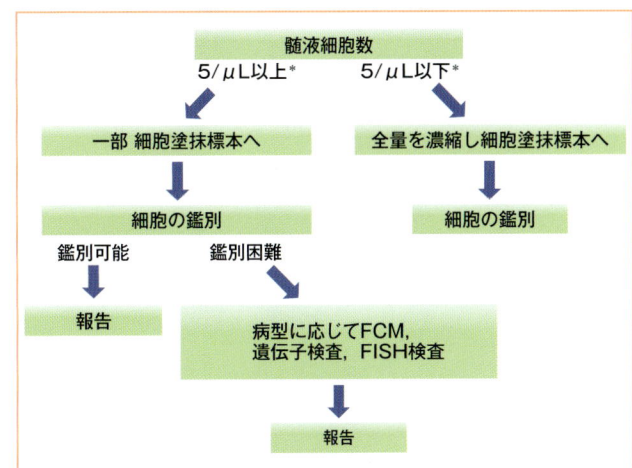

図 2.2.16　中枢神経系白血病検査の進め方
*細胞数の設定は施設ごとに臨床科と相談しルールを決めることが望ましい。

容易に細胞を鑑別できる例もあれば，鑑別が困難な例もある。鑑別のポイントとしては，細胞の大きさ，細胞質の色調，核網の繊細さ，切れ込みの有無，顆粒の有無，顆粒の大きさがあげられる。ウイルス性髄膜炎の細胞形態の特徴は大小不同があり多彩な細胞で構成されていることが多く，腫瘍性であれば単調のことが多い。原疾患の浸潤が疑われる場合には原疾患の細胞の特徴の把握が必要となる。ウイルス性髄膜炎と考えられたMay-Grünwald Giemsa染色標本の細胞像を示す（図2.2.17）。単核細胞の増加を認めるが，細胞は小型から大型の大小さまざまな形態を示す成熟リンパ球である。一方，B細胞性急性リンパ性白血病の細胞は，大型で細胞質は好塩基性，核網繊細で核小体を有する単調な細胞像を示す幼若リンパ芽球である（図2.2.18）。

健常者の髄液細胞数は通常約5/μL以下であり，一般的には細胞数が増加しているときに病的意義をもつ。しかし，筆者らの経験では細胞数が1/μL以下であっても，白血病細胞の浸潤を認めた例があり，髄液検体が提出された場合には必ずサイトスピン標本を作製し細胞を観察することが重要であると考えている。

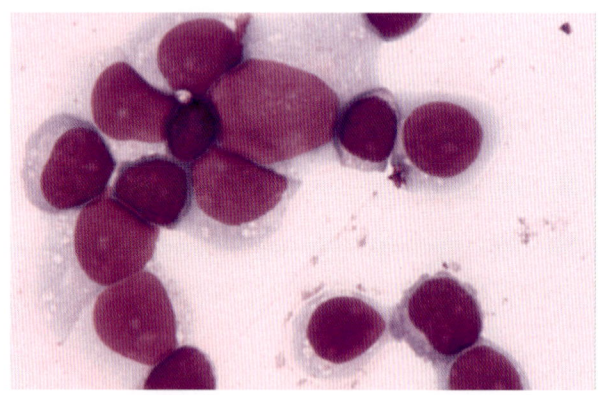

図2.2.17 ウイルス性髄膜炎と考えられたMay-Grünwald Giemsa染色標本の細胞像　100×
小型から大型の大小さまざまな形態を示す成熟リンパ球である。

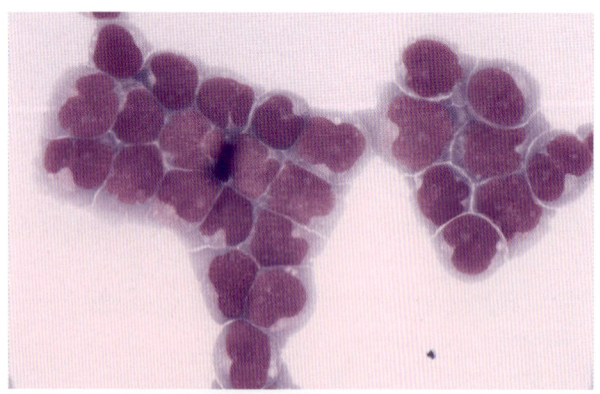

図2.2.18 B細胞性急性リンパ性白血病のMay-Grünwald Giemsa染色標本の細胞像　100×
大型で細胞質は好塩基性，核網繊細で核小体を有する単調な細胞像を示す幼若リンパ芽球である。

4. フローサイトメトリー（FCM）検査

FCMとは，細胞表面抗原に対するモノクローナル抗体を用いて，目的細胞がどのような表面形質をもつ細胞であるかを解析する方法である。蛍光標識物質が結合したモノクローナル抗体を使用し，発現パターンを解析することにより，細胞の系統や分化段階を推測することができる。FCMは定量的かつ客観的な結果が得られることが特徴であり，白血病の診断や病型分類に必要不可欠な検査である[19]。髄液のような細胞の少ない材料においては，細胞の濃縮や病型に応じて測定項目数を絞るなどの工夫で，解析が可能となる場合がある[19]。FCMにおける白血病解析においては，白血病の病型により発現する形質が異なるため，代表的な形質の種類や結果の解釈を理解することが必要である。単核の細胞が増加した場合にはウイルス性髄膜炎や白血病細胞の浸潤が考えられる。ウイルス性髄膜炎の場合には，抗原刺激を受け，反応性にリンパ球が増加するため，成熟Tリンパ系の形質を示す。一方，白血病は多くの病型が存在するため，病型によりさまざまな形質を示す。そのため，病型による形質の特徴を理解する必要がある。急性リンパ性白血病では中枢神経浸潤の頻度が高く，急性骨髄性白血病では比較的少ない。成熟Bリンパ系腫瘍ではCD19/CD20陽性，細胞表面免疫グロブリンκ/λの偏り（軽鎖制限）が見られることが多く，前駆Bリンパ系腫瘍ではCD19のほかにCD10やCD34が陽性を示すことが多い。白血病の中枢神経浸潤を疑う際には，白血病診断時の腫瘍細胞の形質の特徴を踏まえたうえで，検査を行うことが重要である[19,20,23,24]。健常者の髄液中に見られる細胞はそのほとんどがTリンパ球である[23,24]。

👉 p.83　4.3 腫瘍性疾患　症例16・17

5. 遺伝子検査

白血病には病型が特異的な染色体異常が知られており，その多くは染色体転座である。染色体転座によって形成されたキメラ遺伝子は，転座切断点近傍のがん遺伝子などを活性化し，白血病の発症に関与するとされている。白血病において，現在知られている代表的な染色体異常とキメラ遺伝子を表2.2.4に示す。キメラ遺伝子検出は，reverse transcription polymerase chain reaction法（RT-PCR）によって行われ，病型の確定診断，治療法の決定や治療効果の判定，また再発の予測に有用とされている。病型特異的なキメラ遺伝子を有する白血病患者において中枢神経系白血病が疑われる場合には，遺伝子検査が行われる[23,24]。

👉 p.82　4.3 腫瘍性疾患　症例18

表2.2.4 白血病で認められる代表的な染色体異常とキメラ遺伝子

白血病型	染色体異常	キメラ遺伝子
CML	t(9;22)(q34;q11)	Major（p210）*BCR-ABL1* mRNA
ALL	t(9;22)(q34;q11)	Minor（p190）*BCR-ABL1* mRNA
AML-M2	t(8;21)(q22;q22)	*RUNX1-RUNX1T1* mRNA
AML-M3	t(15;17)(q22;q11.2)	*PML-RARA* mRNA
AML-M4Eo	inv(16)(p13;q22), t(16;16)(p13;q22)	*CBFB-MYH11* mRNA
AML-M2, M4	t(6;9)(p23;q34)	*DEK-NUP214* mRNA
ALL, AML	t(4;11)(q21;q23)	*MLLT2-MLL* mRNA
AML-M5	t(9;11)(p22;q23)	*MLLT3-MLL* mRNA
B-ALL	t(12;21)(p13;q22)	*ETV6-RUNX1* mRNA
B-ALL	t(1;19)(q23;p13)	*TCF3-PBX1* mRNA

〔佐藤優実子：「髄液遺伝子検査—遺伝子検査による中枢神経白血病の診断」，Medical Technology，2014；42：462 より〕

検査室ノート　白血病の種類

現在分類されている白血病はおもに骨髄系，リンパ系に分類されている。代表的な病型を表2.2.5に示す。

表2.2.5 骨髄系・リンパ系腫瘍の分類（抜粋）

骨髄系腫瘍	B細胞腫瘍	T/NK細胞腫瘍・ホジキンリンパ腫
・急性骨髄性白血病 　急性骨髄性白血病最未分化型 　急性骨髄性白血病未分化型 　急性骨髄性白血病分化型 　急性前骨髄球性白血病 　急性骨髄単球性白血病 　急性単球性白血病 　急性赤白血病 　急性巨核芽球性白血病 ・骨髄増殖性腫瘍 　慢性骨髄性白血病 　真性赤血球増加症 　原発性骨髄線維症 　本態性血小板血症 ・骨髄異形成症候群	慢性リンパ性白血病 リンパ形質細胞性白血病 脾B細胞性辺縁帯リンパ腫 ヘアリー細胞白血病 濾胞性リンパ腫 MALTリンパ腫 マントル細胞リンパ腫 びまん性大細胞型B細胞リンパ腫 形質細胞腫（骨髄腫など） B細胞性リンパ芽球性白血病 バーキットリンパ腫	・T/NK細胞腫瘍 　T細胞大顆粒リンパ球性白血病 　成人T細胞白血病 　菌状息肉腫/セザリー症候群 　末梢性T細胞リンパ腫 　節外性NK/T細胞リンパ腫・鼻型 　血管免疫芽性白血病 　侵攻性NK細胞白血病（急速進行性） 　未分化大細胞型リンパ腫 　T細胞性リンパ芽球性白血病 ・ホジキンリンパ腫

p.97　5 髄液細胞アトラス　図5.35〜5.50

検査室ノート　中枢神経系白血病にはどのような白血病が多いのか

中枢神経にはさまざまな白血病細胞が浸潤する。代表的白血病を表2.2.6に示す。中枢神経系白血病は予防的治療を行わない場合は高率に発症するため，急性白血病の治療においては予防的治療が必要不可欠となっている[25]。

表2.2.6 よく見られる中枢神経系白血病

高頻度	・急性リンパ性白血病 ・バーキットリンパ腫 ・びまん性大細胞型B細胞リンパ腫 ・成人T細胞白血病（リンパ腫型/急性型）
低頻度	・急性骨髄性白血病
リスクファクター	・T細胞性白血病 ・末梢血液白血球数 $100 \times 10^3/\mu L$ ・単球性白血病 ・予後不良染色体異常 ・白血病細胞が CD56 陽性

6. おわりに

白血病などの悪性腫瘍の治療において，中枢神経系への移行が良好な抗悪性腫瘍薬は限られており，白血病細胞の中枢神経浸潤の有無により治療方針が大きく異なる。そのため腫瘍細胞の検出は非常に重要である[19,20]。髄液の検査においては，採取量や細胞数が少なく限りがあるため，疑われる原疾患の病型に合わせ，検査項目の優先順位を決め，項目を選択することが重要である[24]。

［常名政弘・増田亜希子］

参考文献

1) 細菌性髄膜炎の診療ガイドライン作成委員会：「細菌性髄膜炎の診療ガイドライン」，神経治療学，2007；24：69-132.
2) 森田昭彦：「中枢神経系感染症の診断と治療」，難病と在宅ケア，2014；19：17-21.
3) 安藤喜仁，中野今治：「急性感染性脳炎・髄膜炎」，ICUとCCU，2012；36：1093-1101.
4) 三澤成毅：「中枢神経系感染症」，医学検査，2004；53：784-787.
5) 貴田秀樹，他：「感染症の診断と治療 神経系感染症―髄膜炎を中心に」，医学と薬学，2002；47：169-178.
6) 谷脇考恭，綾部光芳：「頭痛診療の実際―急性頭痛 髄膜炎」，臨牀と研究，2007；84：1188-1192.
7) 加地正英，庄司紘史：「発熱と感染症 中枢神経感染症」，臨牀と研究，1995；72：2427-2430.
8) 亀井聡：「亜急性髄膜炎における最近の動向」，臨床神経学，2012；52：885-888.
9) 松村晃寛，下濱俊：「中枢神経系真菌感染症の治療動向」，神経治療学，2014；31：18-25.
10) 西村建一：「原虫・寄生虫感染症のトピックス」，Modern Physician，1999；19：1428-1431.
11) 原樹：「アメーバ性髄膜脳炎」，臨床と微生物，2014；41：385-389.
12) 奥沢英一：「自由生活性アメーバ感染症」，治療，1991；73：2351-2353.
13) 八木田健司，泉山信司：「生活用水の病原アメーバ汚染とその健康影響―水系環境のアメーバ汚染」，モダンメディア，2006；52：252-259.
14) 川崎浩遠：「脳脊髄液ドレナージの管理―感染の予防と抜去のタイミング」，Intensivist，2013；5：619-628.
15) 生塩之敬，他(編)：ニュースタンダード脳神経外科学第3版，三輪出版，2013.
16) 横田晃(監)，山崎麻美，坂本博昭(編)：小児脳神経外科学，金芳堂，2009.
17) 端和夫(監)，札幌医科大学脳神経外科学教室(著)：改訂3版脳神経外科臨床マニュアル，シュプリンガー・フェアラーク東京，2001.
18) 日本臨床衛生検査技師会：一般検査技術教本，日本臨床衛生検査技師会，2012.
19) 増田亜希子：「リンパ系腫瘍の診断におけるCD45ゲーティングの活用―組織や体腔液を中心に」，Cytometry Research，2013；23：15-22.
20) Svenningsson A et al.: "Lymphocyte phenotype and subset distribution in normal cerebrospinal fluid," J Neuroimmunol, 1995；63：39-46.
21) 横田浩充，他：「白血病遺伝子検査でどこまでわかるのか？」，日臨検自動化会誌，2003；28：107-112.
22) 佐藤優実子：「髄液遺伝子検査―遺伝子検査による中枢神経白血病の診断」，Medical Technology，2014；42：462-464.
23) 増田亜希子：「リンパ系腫瘍の基本事項 細胞表面形質」，日内会誌，2011；100：1807-1816.
24) 常名政弘：「髄液フローサイトメトリー(FCM)による検査」，Medical Technology，2014；42：459-461.
25) 山口俊一朗，他：「IX 造血器腫瘍と類縁疾患 中枢神経白血病」，別冊日本臨牀 血液症候群(第2版)III，205-207，日本臨牀社，2013.

3章 髄液検査法

章目次

3.1：髄液の採取・取扱い・肉眼的観察 …… 24
 3.1.1　髄液の採取
 3.1.2　髄液の取扱い
 3.1.3　肉眼的観察

3.2：髄液細胞の観察 …… 31
 3.2.1　細胞数算定・細胞分類
 3.2.2　髄液細胞塗抹標本の作製と観察

3.3：臨床化学検査 …… 45
 3.3.1　臨床化学成分について

3.4：微生物学検査 …… 50
 3.4.1　概要
 3.4.2　塗抹検査
 3.4.3　迅速抗原検査
 3.4.4　培養検査
 3.4.5　遺伝子検査
 3.4.6　質量分析

3.5：その他の髄液検査 …… 57
 3.5.1　アルツハイマー病と髄液中バイオマーカー（Aβ40, Aβ42, t-tau, p-tau, Aβオリゴマー）
 3.5.2　その他の認知症と髄液中バイオマーカー
 3.5.3　まとめ

SUMMARY

　髄液採取はある程度の侵襲を伴うため容易に繰り返し行えるものではなく，一度に採取できる量も限られることから，その取扱いは慎重に行われなければならない。さらに，髄液の蛋白量や浸透圧は低く髄液細胞の変性が極めて速いため，細胞検査は採取後1時間以内に実施する必要がある。細胞分類では多形核球と単核球に分類するが，計算室に着底した球形の白血球を観察するため，細胞の向きによって多形核の分葉した核が重なり合い単核に見えることもあり，細胞質の形状や染色性に留意し分類する必要がある。腫瘍細胞や白血病細胞の観察はSamson液では十分に行えないことから髄液細胞塗抹標本を作製して観察することが重要である。また，髄液検査の臨床化学検査は，疾患特異性はないが各種疾患の鑑別や治療効果の判定に有用である。細菌性髄膜炎の診断にはGram染色や迅速抗原検査が有用で，近年では遺伝子学的解析法や質量分析法などの新しい同定技術も導入されるようになった。その他，認知症の補助診断としても髄液検体が用いられるようになってきており，アミロイドβやタウ蛋白などの髄液中バイオマーカーが注目されている。

3.1 髄液の採取・取扱い・肉眼的観察

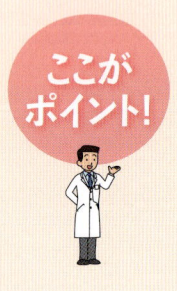

ここがポイント！

- 腰椎穿刺，後頭下穿刺（大槽穿刺），脳室穿刺（脳室ドレナージ）の3つの採取方法を理解する。
- 採取部位により蛋白，細胞数などの結果に相違が見られる。
- 採取容器は滅菌ポリプロピレン容器を用い，基本的に抗凝固薬は入れない。
- 各検査項目に必要な検体量を把握する。
- 髄液の保存は検査内容により適切な方法を選択する。
- 肉眼的所見により細胞の増加や出血の有無などを推測する。
- キサントクロミーはどの程度から判断するか明確にしておく。また黄色調以外の要因も考える。

3.1.1 髄液の採取

髄液の採取は，腰椎穿刺による方法が一般的であるが，検査・治療目的により後頭下穿刺，脳室穿刺なども施行される場合がある。穿刺する部位によって細胞数や蛋白などの検査成績に相違が見られるため，検査前に穿刺部位を必ず確認する。髄液腔内の髄液量は成人でも120～150mLと少なく，また脳ヘルニアなどの合併症を考えるとその採取量も限られ，成人で約1割の10mL以内，通常は2～3mL程度が推奨される。

1. 腰椎穿刺

腰椎穿刺の適応は脳室やくも膜下腔の感染や出血，神経疾患，腫瘍性疾患などがあげられる。採取には禁忌事項があり，また合併症を起こす危険性もあるため注意が必要である（表3.1.1）。腰椎穿刺での採取方法は，被検者を側臥位とし腰椎の椎間腔より脊柱管に穿刺して髄液を採取する（図3.1.1）。穿刺部位は左右の腸骨稜の最高点を結んだJacoby（ヤコビ）線（第4腰椎の棘突起に相当）を基準に第4～5腰椎（L4～5）間で行う（図3.1.2）。ただし第4～5腰椎間に狭窄がある場合は脊髄円錐の損傷に留意し1椎上部の第3～4腰椎（L3～4）間からの採取や，1椎体下の第5腰椎～第1仙椎（L5～S1）間が選択される。穿刺針が穿通する順序は皮膚，皮下組織，筋膜，棘上靱帯，棘間靱帯，黄靱帯，硬膜，くも膜を通りくも膜下腔に達する。採取時には液圧測定やQueckenstedt（クエッケンシュテット）試験が施行されることがある。腰椎穿刺での正常液圧は70～180mmH$_2$O程度である。

表3.1.1 腰椎穿刺の適応，禁忌，合併症

適応	禁忌	合併症
1. 中枢神経系感染症	1. 頭蓋内圧の亢進	1. 脳ヘルニア
2. 出血（くも膜下出血など）	2. 穿刺部位に感染症がある場合	2. 一過性の頭痛
3. 神経疾患（多発性硬化症，ギラン・バレー症候群など）	3. 脊椎の変形や奇形（腰椎穿刺の場合）	3. 外転神経麻痺による複視
4. 腫瘍性疾患（原発，転移・浸潤）	4. 出血傾向が強い場合	4. 脊髄根性疼痛
5. 頭痛の精査	5. 被検者の協力が得られない	5. 馬尾神経の損傷
		6. 穿刺局所の感染

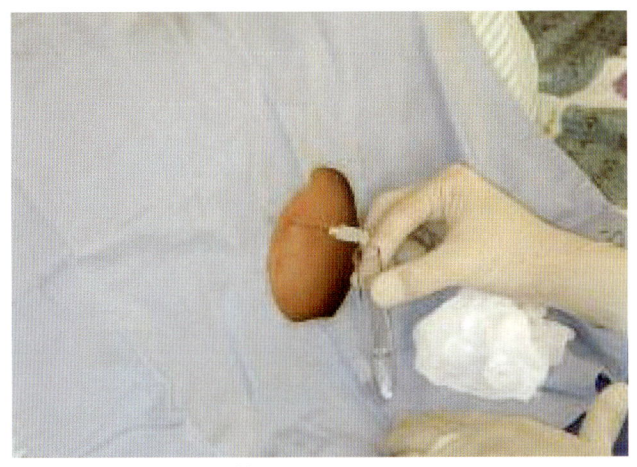

図 3.1.1　腰椎穿刺での髄液採取
〔日本臨床衛生検査技師会髄液検査法編集ワーキンググループ：髄液検査法 2002, 19, 日本臨床衛生検査技師会, 2002 より〕

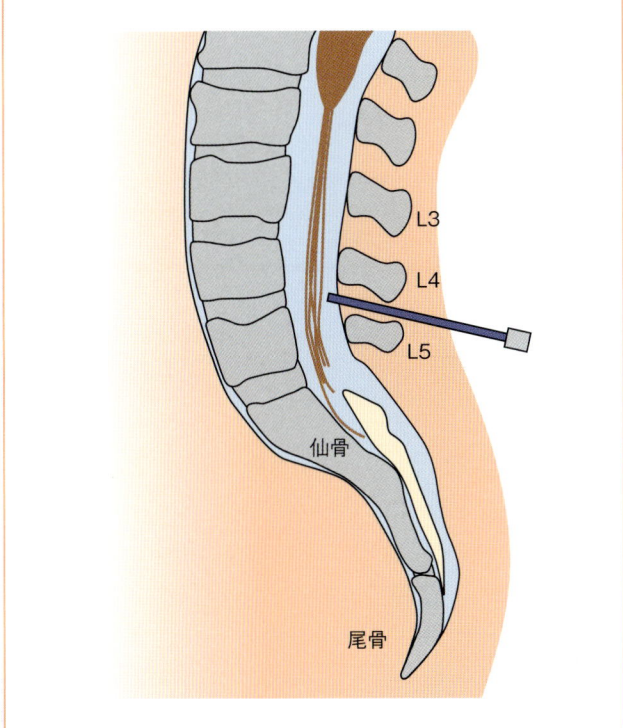

図 3.1.2　腰椎穿刺〔第 4〜5 腰椎（L4〜5）間〕

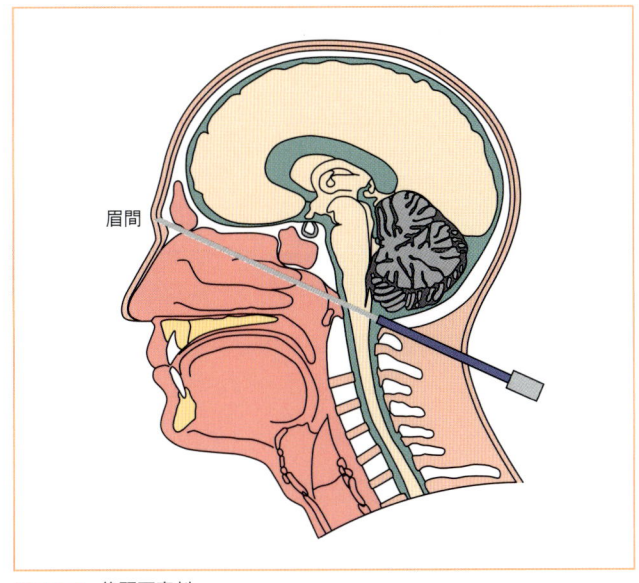

図 3.1.3　後頭下穿刺

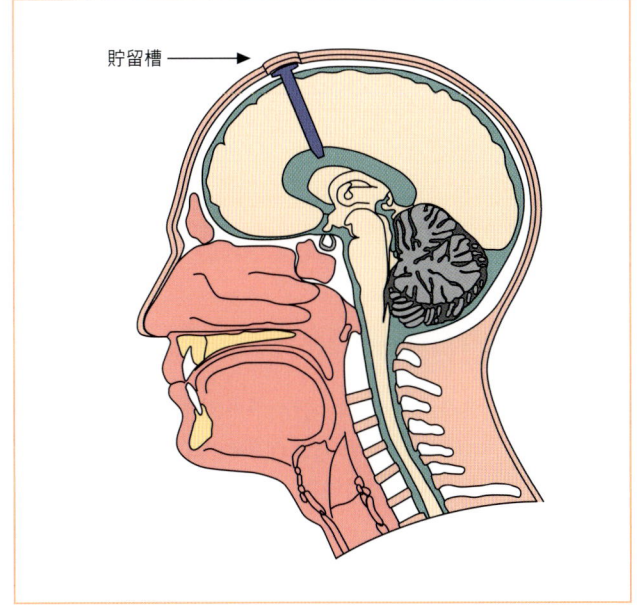

図 3.1.4　脳室ドレナージ

2. 後頭下穿刺（大槽穿刺）

　腰椎の棘突起間の狭窄やくも膜下腔の閉塞があり腰椎穿刺が困難な場合は後頭下穿刺が行われる。禁忌は腰椎穿刺と同様であるが，そのほか後頭蓋窩に腫瘍がある場合も含まれる。

　採取方法は，被検者を側臥位とし頭部を前屈させ固定する。穿刺は外後頭隆起の下方の正中線上で軸椎の棘突起上 0.5〜1.0 cm の場所より，透視下で図のように眉間に向けて大後頭孔の縁を滑らせながら大槽に挿入する（図 3.1.3）。

3. 脳室穿刺（脳室ドレナージ）

　脳室穿刺は脳腫瘍やくも膜下出血などによる頭蓋内圧の亢進や水頭症など髄液の排出障害などの場合に治療目的として行われる。手技は頭蓋骨に穿孔し側脳室にドレーンを挿入，体外または図のように頭皮下に貯留槽をつくり髄液を導出して脳圧の減少や過剰な髄液の排出を行う（図 3.1.4）。

　検査のための髄液採取は貯留槽から行う。体外に導出した排液バック中の髄液は細胞変性が著しく，また二次的な細菌感染を認め，検査材料には適さない。なお，後頭下穿刺髄液や脳室ドレナージは腰椎穿刺髄液に比較して細胞数や蛋白が低値を示すことが多い。

3章 髄液検査法

> ### 検査室ノート　髄液圧と頭蓋内圧
>
> 髄液圧は腰椎穿刺の際，マノメーター（圧力計）を用いて測定する。一方，頭蓋内圧は頭蓋内のすべての圧力の総称を示し，髄液圧，硬膜外圧，硬膜下圧，脳実質圧などが含まれる。頭蓋内圧の測定は圧電センサーを原理とした種々の機器がある。
>
> ### 検査室ノート　Queckenstedt試験
>
> 頭蓋内の静脈とくも膜下腔，さらに脊柱管内のくも膜下腔が正常に開通しているかどうかをみる試験である。腰椎穿刺で髄液採取の際に，両側頸静脈を強く圧迫すると正常人では数秒で液圧が100 mmH$_2$O以上上昇する。圧迫をやめるとすぐに元に戻る。これは，頸静脈の圧迫により頭蓋内の静脈が怒張し頭蓋内圧が上がり，腰椎での髄液圧も上がる理由による。くも膜下腔が完全に閉塞していると液圧の上昇は見られず，不完全閉塞では圧の上昇が少なくかつ下降も緩慢となる。これらの異常がある場合にQueckenstedt試験陽性となる。しかし，近年は画像診断の進歩によりその有用性は乏しくなってきているとされる[1]。

3.1.2　髄液の取扱い

髄液の採取は容易に繰り返して行うことはできず，また一度に採取可能な量も限られているため，各検査項目に必要な検体量を把握しておかなければならない。髄液の採取容器は滅菌ポリプロピレン容器を用い，数本に分けて採取する。採取時には抗凝固剤は基本的に使用せず，髄液一般検査の他にどのような検査が必要なのかを確認しておく必要がある。

1. 採取容器について

採取容器は滅菌ポリプロピレン容器を用いる。髄液中の細胞は負に荷電しており，ガラス製試験管では管壁に吸着され，細胞数算定の際に負の誤差が生じることがある。

また髄液は数本に分けて採取する。最初の1本目に細胞量が最も多く，細胞数の算定や分類に適している。ただし採取時に医原的な出血が生じた場合には1本目に血液の混入が多く見られるため（図3.1.5），2本目以降の髄液を用いる臨床化学・細胞学的検査を実施する。また，数本に分注することで微生物感染を疑った場合に速やかに培養検査に対応できる。

2. 抗凝固薬について

本来，髄液にはフィブリノーゲンが存在しないため基本的に抗凝固薬は不要である。ヘパリンを加えると細胞数算定の際にSamson液と反応し微細な粒子が析出し鏡検が困難となる（図3.1.6）。これはヘパリンに含まれる高分子酸性ムコ多糖体がSamson液中の酢酸と反応し生じる現象である。

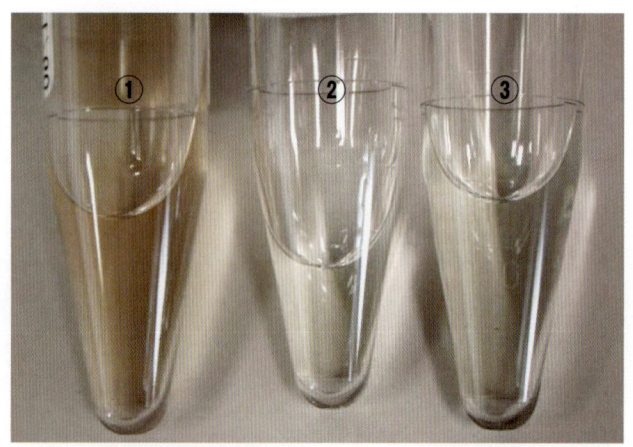

図3.1.5　採取した髄液の提出例（①，②，③の順に採取）
　　　　最初に採取された①に医原的な血液の混入が見られる。

3.1 髄液の採取・取扱い・肉眼的観察

3. 検査に必要な検体量

検査項目により必要な検体量は異なるが，通常，髄液細胞検査（細胞数算定・分類）で200μL，臨床化学検査で300μL，微生物学検査と細胞塗抹標本作製でそれぞれ1mLと想定すると合計で2〜3mL程度となる。図3.1.7にそれぞれの検査項目に必要な検体量と検査に必要な所要時間を記した[2]。

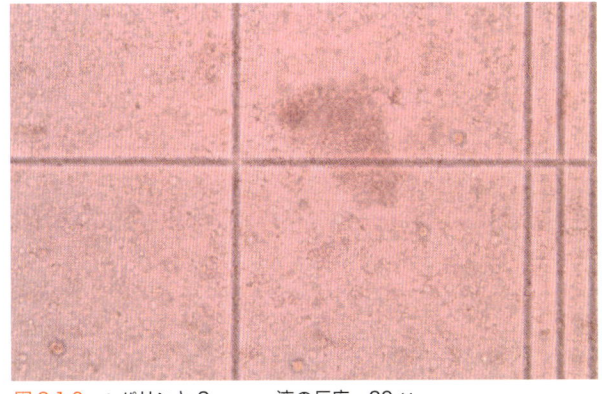

図3.1.6 ヘパリンとSamson液の反応 20×

☞ p.100 5 髄液細胞アトラス 図5.58

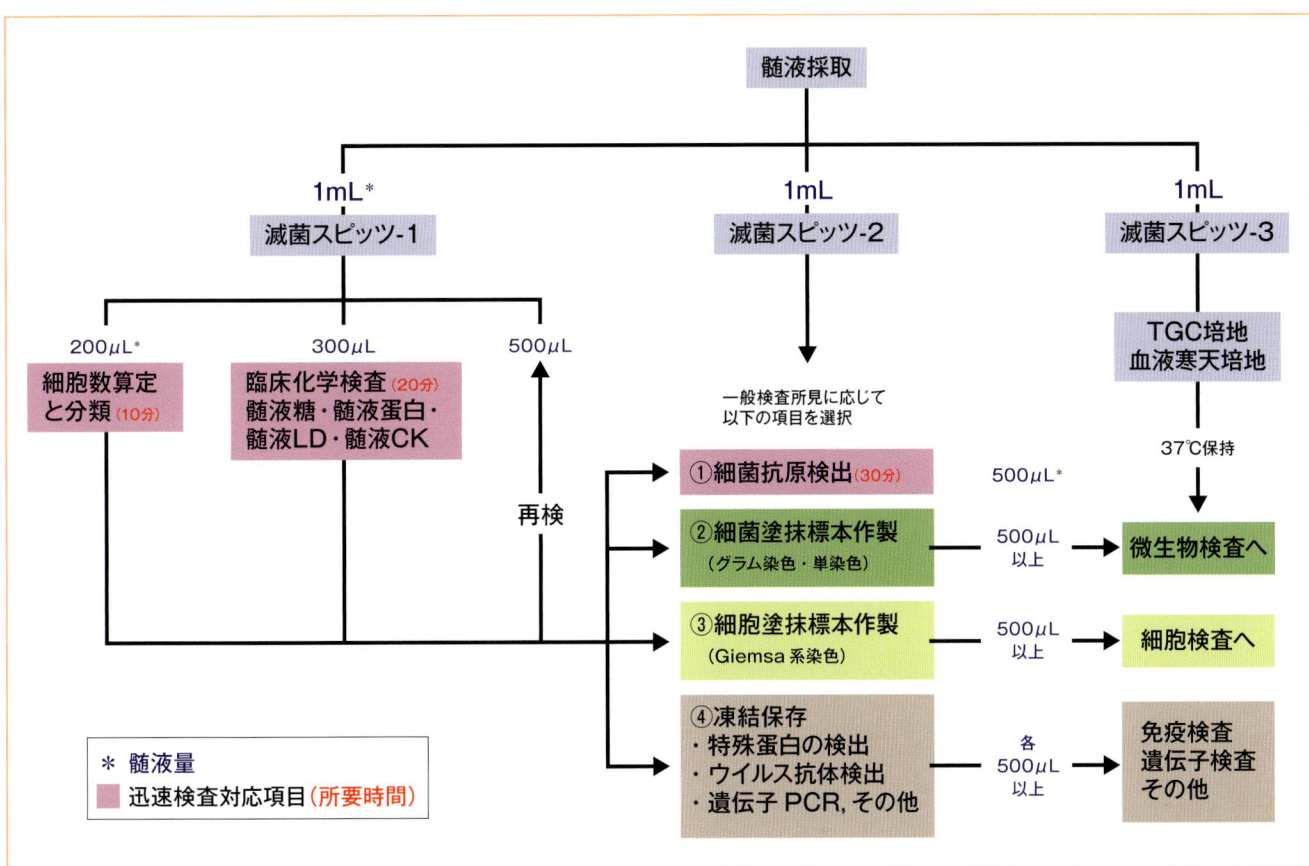

図3.1.7 各検査に必要な髄液量と進め方

〔日本臨床衛生検査技師会：一般検査技術教本，108，日本臨床衛生検査技師会，2012より改変〕

4. 髄液の保存

　髄液の保存は検査内容にもよるが極めて難しい。とくに髄液中の細胞は変性が速いため，冷蔵保存しても防ぐことができない。これは髄液には蛋白や脂質成分が少ないことに起因する。図3.1.8は室温（25℃）と冷蔵（4℃）で髄液を24時間放置し経時的に細胞の残存状況を観察した結果である。室温保存では2時間後に細胞残存率が68%，24時間後には12%となった。細胞種別では好中球を主体とした多形核球がリンパ球などの単核球より変性が速い（図3.1.9）。よって，髄液採取後は細胞数・分画ともに変化するため，細胞検査は1時間以内には実施する必要がある。また，臨床化学検査や特殊蛋白検査，ウイルス抗体価については上清の凍結保存，微生物学検査は，チオグリコレート（TGC）培地や血液寒天培地などへ接種し，培養（37℃）を行う。検体は37℃で保存する（図3.1.7参照）。

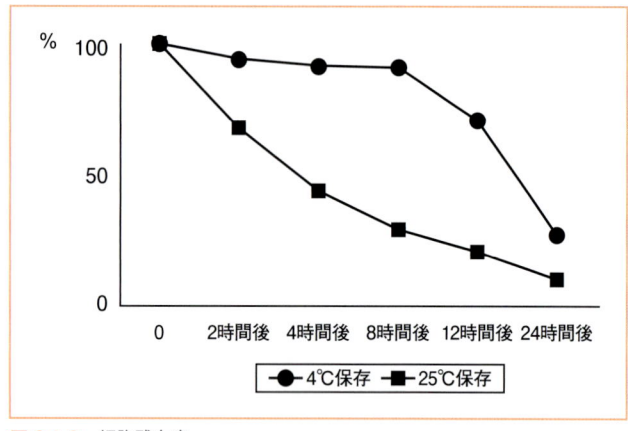

図3.1.8　細胞残存率
（日本臨床衛生検査技師会髄液検査法編集ワーキンググループ：髄液検査法2002, 23, 日本臨床衛生検査技師会, 2002より）

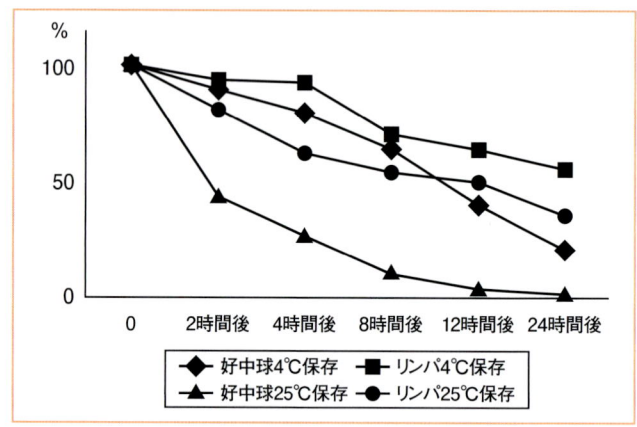

図3.1.9　保存における細胞の変化
（日本臨床衛生検査技師会髄液検査法編集ワーキンググループ：髄液検査法2002, 23, 日本臨床衛生検査技師会, 2002より）

☞ p.38　3.2 髄液細胞の観察
　　　検査室ノート「髄液細胞の保存」

Q 髄液検体が1本のみで提出されたら？

A　採取量が少なく1本のみ提出された場合は，無菌的操作にて最低でも2本に分ける。髄液検査は細胞検査や臨床化学検査など多岐にわたるため，分注操作を行うことで効率的に検査を進めることができ，微生物学検査が必要な場合もすぐに対応が可能となる。

Q 髄液の微生物学検査ではなぜ低温（冷蔵）保存をしてはいけないのか？

A　細菌性髄膜炎を疑う場合は，可能な限り早く塗抹・培養検査を行う。しかし時間外などですぐに対応ができない場合は，低温で死滅する髄膜炎菌などを考慮し低温（冷蔵）保存は避ける。

☞ p.50　3.4 微生物学検査
　●2. 髄液微生物学検査の流れ

3.1.3 肉眼的観察

検体の到着時にはまず髄液の外観を観察する。基本的には図3.1.10のように透明，混濁，血性，キサントクロミーで外観をとらえる[3]。正常髄液は無色透明であり，細胞や微生物が増加すると混濁を示す。ただし透明であっても日光微塵が観察できれば細胞の微増が考えられる。

キサントクロミーは髄腔内である程度時間の経過した出血を意味する。キサントクロミーは赤血球の破壊により生じる間接ビリルビンの色調であるため基本的に黄色調を示す。出血後3〜4時間で出現し，およそ1週間で色調は最も著明となり，3〜4週間ほど続く。計算盤や髄液塗抹標本の鏡検でヘモジデリンや赤血球を貪食する組織球の存在が確認できれば頭蓋内（脳室やくも膜下腔）での出血を証明できる。また，キサントクロミーは高度の蛋白増加でも見られるほか，全身の黄疸が強い場合にも認められる。なお，髄腔内出血後，ある適度時間が経過した場合の髄液色調である桃色や橙色，褐色などを含めてキサントクロミーとよぶこととする。桃色はオキシヘモグロビン，橙色はヘモグロビンとビリルビン，褐色はメトヘモグロビンの存在によるものと考えられる[4]。血性髄液は頭蓋内出血を意味するが，穿刺時の医原的混入との鑑別が必要となる。このように髄液検査では最初の肉眼的所見が重要な検査の1つとなる。

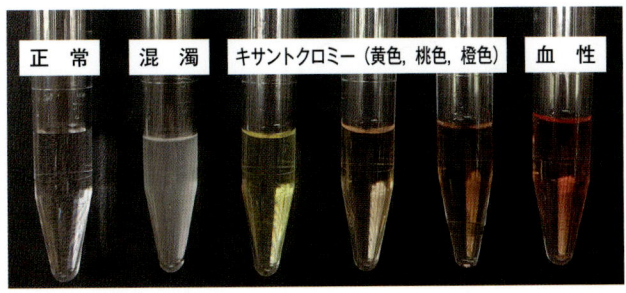

図3.1.10 髄液の色調

検査室ノート　日光微塵

軽度の細胞増加では，髄液の入ったスピッツを光にかざして軽く振りながら観察すると肉眼的に細胞が微細な粒子として観察される状態をいう。細胞の増加は数百個/μL程度の存在と推定される。

Q キサントクロミーとはどの程度の着色状態から判断するのか？

A キサントクロミーは白色背景で確認し，わずかな着色でもそれと判断する。判断が難しい場合はスピッツの上からも観察する。

Q 黄色以外のキサントクロミーとは？

A 桃色はオキシヘモグロビンの混入が考えられる。オキシヘモグロビンは動脈血に代表される酸素が結合したヘモグロビンであるが，髄腔内で出血があり溶血すると，はじめにオキシヘモグロビンとなるためである[4]。そのほか褐色はメトヘモグロビンの混入が考えられる。赤血球のヘモグロビンは通常，2価の鉄イオンであり，3価になった状態がメトヘモグロビンである。メトヘモグロビンは酸素を運搬できない。

p.72　4.2 無菌性髄膜反応　症例8

3章 髄液検査法

Q 新生児のキサントクロミーの要因は？

A 頭蓋内出血の他に高ビリルビン血症によるものがある。通常，血中ビリルビンが高いだけではそれが髄液に反映されることはないが，新生児は血液脳関門が未発達のためビリルビンが通過でき，また併せて蛋白も流入するためキサントクロミーを呈しやすい。

☞ p.44 3.2 髄液細胞の観察
Q&A「血性髄液の標本作製はどのようにすればよいか？」

Q 血性髄液の鑑別方法は？

A 血性髄液の鑑別方法はスピッツに入った髄液を800rpm 5分程度で遠心し，上清を確認する。キサントクロミーを呈していれば古い出血が考えられ，無色透明では穿刺時の混入の可能性が高い。また，May-Grünwald Giemsa染色標本においてヘモジデリンを貪食する組織球の存在の確認も重要となる。

Q 高度の血液混入髄液では検査は何もできないのか？

A 血清成分が混入しているので，蛋白をはじめ臨床化学検査はほとんどが不可となる。細胞数の算定においても血液細胞が混入するため，正確な値を求めることはできない。また，赤血球補正はトレーサビリティの観点から推奨していない。ただし，細菌性髄膜炎を疑う例では敗血症を伴っている[4]場合が多いため，微生物学検査の対応は可能である。

☞ p.34 3.2 髄液細胞の観察
Q&A「血液混入髄液に対する髄液細胞補正は必要か？」

［石山雅大］

参考文献

1) Ropper AH *et al.*: "Imaging, Electrophysic, and Laboratory Techniques for Eurologic Diagnosis," Adams & Victor's Principles of Neurology 10e, McGraw-Hill, 2014.
2) 大田喜孝，他:「髄液の検査を学ぶ－その意義・方法・新たな展開－」，Medical Technology, 2014；42：427-472.
3) 石山雅大，奈良豊:「第4章 髄液」，カラー図解 一般検査ポケットマニュアル，106-128，伊藤機一，高橋勝幸(監)，羊土社，2009.
4) Brunzel NA(著), 池本正生，他(監訳):「第13章 脳脊髄液分析」，ブルンツェル 尿・体液検査－基礎と臨床，233-246，西村書店，2007.
5) 日本神経感染症学会治療指針作成委員会:「細菌性髄膜炎の診療ガイドライン」，神経治療，2007；24：1-64.

3.2 髄液細胞の観察

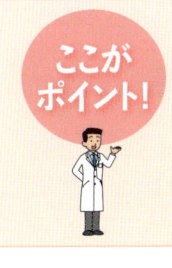

> **ここがポイント！**
> - 細胞数の算定は正しい手技で行い，細心の注意が必要になる。
> - 細胞分類は単核球（リンパ球，単球，組織球）と多形核球（好中球，好酸球，好塩基球）に分類する。
> - Samson染色で鑑別不可能なときは細胞塗抹標本を作製し，May-Grünwald Giemsa染色などを用いて鑑別する。

3.2.1　細胞数算定・細胞分類

● 1. 細胞数算定

髄液の細胞数算定は髄液検査の中で最も重要な検査である。細胞数の算定と分類を行うことで，髄膜炎や脳炎をはじめとする各種中枢神経系感染症の診断ならびに治療効果の推定が可能になる。検査技術は高い精度が要求され，使用する器具，手技には細心の注意が必要となる。

（1）希釈法（マイクロピペット法）

マイクロピペットを用いて，Samson液 $20\mu L$，髄液 $180\mu L$（1：9）をプラスチック（ポリプロピレン）製の小試験管にとり，軽く混和後，計算盤に注入する（図3.2.1）。希釈比は，マイクロピペットの精度が保たれている場合，Samson液：髄液の希釈比は $20\mu L：180\mu L$ でも $20\mu L：200\mu L$ でもよい。マイクロピペットの性能は，定期的に検定を実施し管理する。

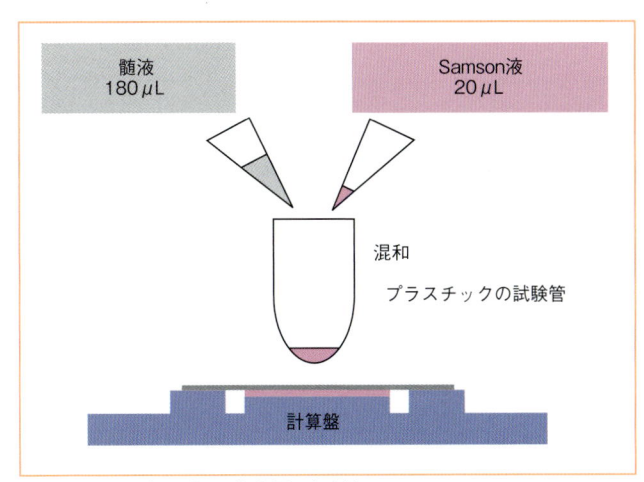

図3.2.1　マイクロピペットを用いた方法
〔日本臨床衛生検査技師会：一般検査技術教本, 205, 日本臨床衛生検査技師会, 2011 より〕

> **Q　マイクロピペット法で行う理由は？**
>
> **A**　過去には白血球算定用のメランジュールを使用した方法が一般的であったが，下記の理由から現在ではメランジュール法ではなく，マイクロピペット法が使用されている。
> - Samson液の逆流による失敗がない。
> - 髄液の必要量が少なくてすむ。
> - メランジュール法の吸い口を介して起こる感染の危険性を防止できる。
> - マイクロピペットの精度向上。

Q プラスチック（ポリプロピレン）製の試験管を用いる理由は？

A プラスチック（ポリプロピレン）製は，ガラス製に比べて，荷電イオンが生じにくい．そのため負に荷電している細胞が管壁に付着しにくく，細胞が浮遊した状態になるためである．

Q 細胞数が著しく増加した髄液への対処法は？

A 細胞数が多い髄液では，計算盤上に細胞が密集し算定困難となる．この場合，あらかじめ髄液を生理食塩水で希釈する．または図3.2.2のように一定区画を算定し，16区画に換算する．

（Fuchs-Rosenthal計算盤）
A 細胞数×16倍
B 細胞数×4倍

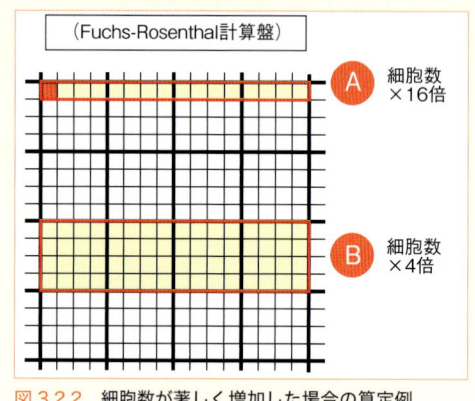

図3.2.2 細胞数が著しく増加した場合の算定例
〔日本臨床衛生検査技師会：一般検査技術教本，207，日本臨床衛生検査技師会，2011より〕

（2）Samson液の作製法

10％フクシンアルコール2mL，酢酸30mL，飽和フェノール2mLを加え，蒸留水で100mLにする．一般に顕微鏡用フクシン末を使用するが，製品によって色調が異なる場合があるので注意を要する．Samson液調整後，経日的にフクシンの色調が劣化し，細胞核の染色性が低下した場合は随時調整し直す．試薬を作製した年月日は試薬びんに記載する．または，すぐに確認できるようにする．Samson液は既製品も市販されている．

（3）算定法

使用する計算盤は，Fuchs-Rosenthal計算盤を推奨する．代用方法として，Bürker-Türk計算盤を用いてもよいが，それぞれの計算盤の特性を十分に理解したうえで使用する．

1) 計算室の両側にニュートンリングが確認できるようにカバーガラスをかけ，Samson液で希釈した髄液を注入後，細胞が計算室の底に沈降するまで3〜5分間放置する．なお，計算盤内の髄液は蒸発・乾燥しやすいため，すぐに鏡検できない場合は湿潤箱に入れておく．
2) 200倍（対物レンズ×接眼レンズ＝20×10，1視野に小区画が4マス入る）で鏡検し，全区画を算定する．Fuchs-Rosenthal計算盤は図3.2.3のように区画されており，1辺は4mmである．外側4辺の線上に細胞があった場合，2辺の線上にある細胞は算定し，他の2辺のものは除外するなど，計算盤における注意点は他の計算盤と同様である．

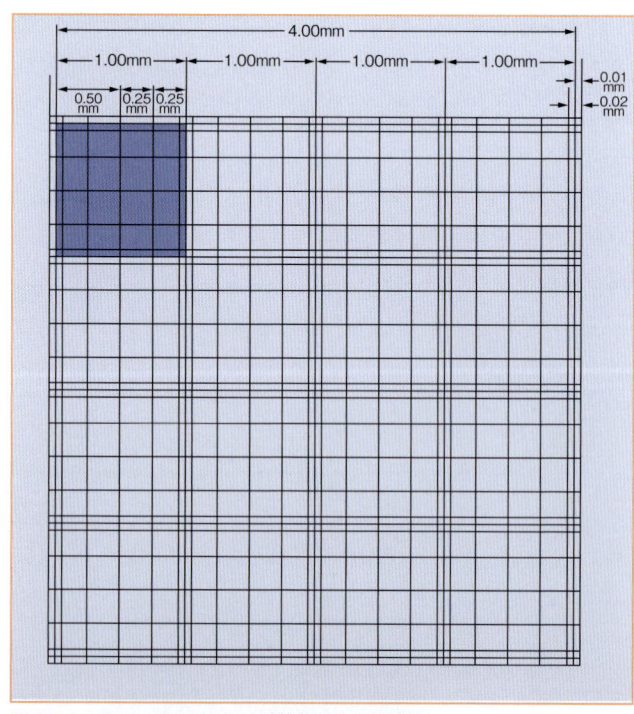

図3.2.3 Fuchs-Rosenthal計算盤とその目盛幅
濃いブルーは1区画を示す．
注意：ディスポーザブル計算盤は1区画を示す2本の目盛線の幅が10μmではなく，20μmである．
〔日本臨床衛生検査技師会：一般検査技術教本，206，日本臨床衛生検査技師会，2011より〕

検査室ノート　算定法のポイント

①顕微鏡の倍率は視認性や作業能率を考慮すると，細胞の算定と分類が同時に行える200倍が適切であるが，100倍で細胞算定を行い，400倍で細胞分類を行ってもよい。
②血液が混入した髄液では赤血球をできるだけ融解させ，核染を十分行うため，Samson液で希釈後，試験管内で5分間放置した後に計算盤に注入する。
③ディスポーザブル計算盤は，感染防止の意味から利用価値は高い。

(4) 細胞数の報告

細胞数の報告値は整数とし，単位は細胞数表示の標準単位である/μLを用いることが望ましい。最小値は1とし，算定した数値が1に満たない場合は1/μL以下と表現する。

髄液細胞数の参考基準範囲

新生児　：20/μL以下
乳　児　：10/μL以下
乳児以降：5/μL以下

(5) 細胞分類の報告

細胞分類は，白血球を対象とし単核球と多形核球に分ける。測定値は細胞数が多い場合は各々の%，少ないときは実数で示す。

（表示例）
※細胞数　　430/μL，　単核球：多形核球＝72%：28%
※細胞数　　　6/μL，　単核球：多形核球＝5：1

また，赤血球，赤芽球，異型細胞，微生物，結晶，その他の病的細胞，医原性細胞などは，臨床的意義があると判断されるものについては別途報告する。

☞ p.93　5 髄液細胞アトラス

検査室ノート　「単核球」と「多形核球」について

内科学用語集では，髄液細胞の種類には，mononuclear leukocyte：単核白血球（単核球），polymorphonuclear leukocyte：多形核白血球（多形核球）とされており，近年では，日本神経学会および日本臨床検査医学会の表記が単核球と多形核球に変更になっている。本書においても単核球と多形核球の記載に統一する。ただし，多形核球（多核球）の報告名称については，各施設内の協議のもと運用する。

検査室ノート　異型細胞の取扱い

髄液検査においては，悪性ないし悪性を疑う細胞のみを異型細胞とする。Samson染色による細胞数算定・分類時では，白血病細胞の疑いがある異型細胞は髄液細胞数としてカウントする。異型細胞の判定は，塗抹標本によるMay-Grünwald Giemsa染色などを併用し鑑別を行う。なお，鑑別にあたっては，認定一般検査技師，認定血液検査技師などの熟練者，細胞検査士，細胞診専門医，担当医などとの協議を原則とする。

☞ p.75　4.3 腫瘍性疾患

> ### 検査室ノート　計算盤の特性
>
> ① Fuchs-Rosenthal 計算盤：
> 　全区画面積 16mm^2，深さ 0.2mm であるため容積は 3.2μL（mm^3）。
> 　細胞数（/μL）＝ x/3.2 × 10/9 ≒ x/3
> ② Bürker-Türk 計算盤：
> 　全区画面積 9mm^2，深さ 0.1mm であるため容積は 0.9μL（mm^3）。
> 　細胞数（/μL）＝ x/0.9 × 10/9 ≒ x × 1.2

Q　血液混入髄液に対する髄液細胞補正は必要か？

A　髄液中に末梢血が流入した場合，同時に混入したと考えられる白血球数を見込み，髄液細胞数の補正を行うことがある。しかし，その補正法は煩雑であり，計算盤で算定した赤血球数をもとに白血球数を計算式より推定するので，赤血球数算定時に生じる測定誤差の可能性が大きく，信頼性に乏しい。以上のことから，髄液検査を依頼するすべての診療科の医師と十分にコンセンサスをとり，細胞補正のもつ危険性について理解を促し，髄液細胞補正そのものを廃止した施設が増えてきている。

Q　白血病細胞の疑いがある異型細胞を認めたときの報告は？

A　白血病細胞の疑いがある異型細胞は髄液細胞数としてカウントするが，分類はあくまでも白血球の単核球と多形核球を対象とする。異型細胞と判断できれば分類から外して別途記載し，判断できなければ分類に加える。

(例1)
　計算盤上に120個の細胞があり，それがすべて異型細胞と判断できた場合
　　細胞数 40/μL　単核球（％）：多形核球（％）＝ 0（％）：0（％）
　コメント：髄液中の細胞は通常の白血球ではなくすべて異型細胞と考えられる。

(例2)
　計算盤上にリンパ球・単球が60個，好中球が40個，異型細胞が20個あった場合
　　細胞数 40/μL　単核球（％）：多形核球（％）＝ 60（％）：40（％）
　コメント：髄液中には白血球の他に全体の約17％の割合で異型細胞が認められる。

(例3)
　計算盤上に120個の細胞があり，実際にはそれらはすべてリンパ性白血病細胞であったが，計算盤上では通常のリンパ球に見え，異型細胞の判断ができなかった場合
　　細胞数 40/μL　単核球（％）：多形核球（％）＝ 100（％）：0（％）

☞ p.19　2.2.3 中枢神経系白血病の検査の進め方

2. 細胞分類

(1) 細胞分類の臨床的意義

細胞数と細胞分類（単核球・多形核球）の第一の目的は，早急な治療を必要とする細菌性髄膜炎の早期発見である。細菌性髄膜炎で著明に増加する好中球を計算盤上で多形核球として鑑別し，その割合を細胞増多の程度と併せて評価することで，ほかの髄膜炎との区別が可能になる。

(2) 計算盤による細胞分類

髄液中には末梢血と同様に白血球が出現するが，計算盤上でSamson染色により分類可能なものは，好中球，リンパ球，単球，組織球の4種である。それぞれに出現意義をもつが，計算盤上では単核球と多形核球の2種に分類する。細胞分類は，リンパ球，単球，組織球を単核球としてまとめ，好中球および好酸球，好塩基球を多形核球としてまとめる。

計算盤上の白血球は球状を呈し，計算室の底に沈んだ状態で存在する。したがって，多形核であっても細胞の向き（計算盤の底に接地した位置）によって核が重なり合い，単核球様に見えることがある（図3.2.4）。細胞分類では，核の形状のみにとらわれるのでなく，細胞質の形状や染色性に留意することで精度の高い細胞分類が可能になる。

(3) 計算盤上の各種細胞形態とその出現意義

以下に各種細胞の出現意義と特徴所見について述べる。図3.2.5には計算盤上の細胞形態を模式図に示した。また，図3.2.6～3.2.11にはSamson染色による実際の計算盤上の各種細胞形態について示した。

① 単核球

ⅰ）リンパ球（図3.2.6）

リンパ球は髄液に認める白血球の中で最も小型で，大きさは8～10μmである。円形の核を有し，核にわずかの切れ込みをもつものもある。細胞質は狭く核周囲にリング状に見られ，Samson液に淡く染まる。リンパ球の増加は一般にウイルス感染症ならびに慢性炎症を示す。

ⅱ）単球（図3.2.7）

単球の大きさは，15～17μmでリンパ球より大きく，細胞質は比較的豊富でSamson液によく染色され，濃い桃色を呈する。核の位置は細胞質内に偏在し，類円形で深い切れ込みや巻き込みを有するものが多い。単球は髄膜の炎症やくも膜下出血など，髄膜へのある種の刺激に対し反応して増加する。

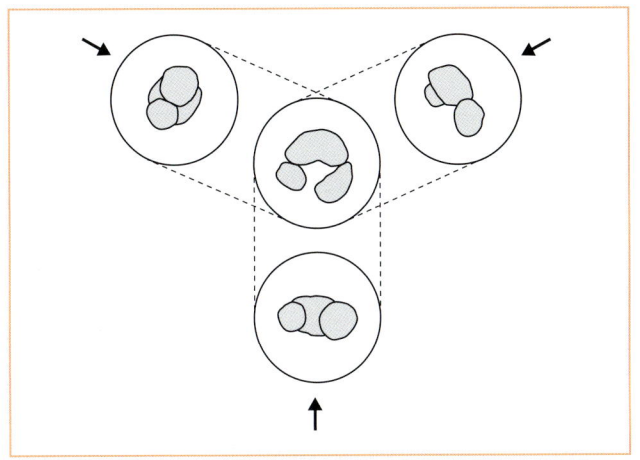

図3.2.4 細胞の観察方向と核形態の変化
〔日本臨床衛生検査技師会：一般検査技術教本，208，日本臨床衛生検査技師会，2011より〕

単核球			多核球
リンパ球	単球	組織球	好中球
8～10μm	15～17μm	16～25μm	12～14μm
・類円形の核 ・リング状の狭い細胞質	・切れ込みのある核 ・細胞質はフクシン色素をよく取り込み赤桃色を呈する	・小型核，時に多核 ・泡沫状の細胞質はフクシンに淡染 しばしばヘモジデリンや赤血球片を貪食	・核が重なり合い，球形を示すものに注意 ・細胞質は不整形で染色されない

図3.2.5 Samson染色による計算盤上の細胞形態の模式図
〔日本臨床衛生検査技師会：一般検査技術教本，209，日本臨床衛生検査技師会，2011より〕

☞ p.93　5. 髄液細胞アトラス　図5.1～5.16

■3章 髄液検査法

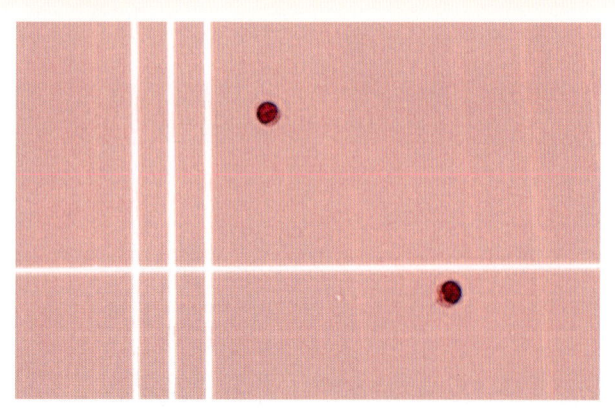

図 3.2.6　単核球（リンパ球）　40×　Samson染色

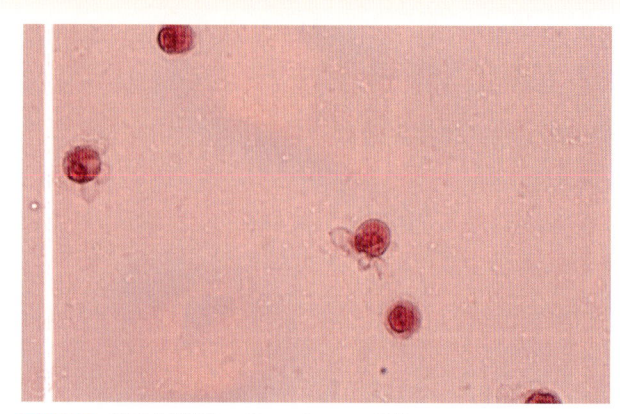

図 3.2.7　単核球（単球）　40×　Samson染色

Q 単球がSamson液によく染まる理由は？

A 単球の細胞質内には小胞体（endoplasmic reticulum；ER）が多く，この中にSamson液の成分であるフクシン色素が取り込まれるためである。計算盤では球形の細胞を視察するため，ERが重なり合い，背景よりも濃い色調を呈することになる。

iii) 組織球（図3.2.8）

　組織球は16〜25μmの大きさで，髄液に認める白血球の中で最も大型である。核・細胞質比（N/C比）は低く，小型の核は細胞質内に偏在して見られる。多核を示すものもある。細胞質はSamson染色にて淡い桃色を呈する。単球と同一起源の細胞であり，その出現機序も単球と同様である。細胞質に赤血球片やヘモジデリン顆粒の貪食が見られることも多く，これはくも膜下出血など髄液腔内出血を証明できる有用な所見である。

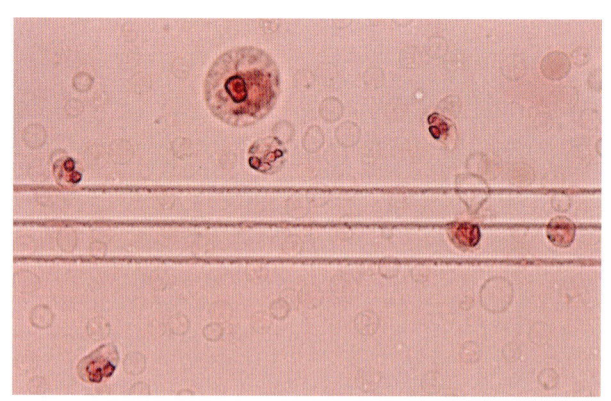

図 3.2.8　単核球（組織球）　40×　Samson染色

検査室ノート　反応性リンパ球（reactive lymphocytes）

　ウイルス性髄膜炎で高頻度に出現する異型リンパ球の名称について，国外では，「atypical lymphocyte」の表記がなく，「reactive lymphocyte」の表記になっている。近年，血液検査領域では，異型リンパ球から反応性リンパ球に変更される動向があり，本書においても反応性リンパ球の記載に統一する。ただし，反応性リンパ球（異型リンパ球）の報告名称については，各施設内の協議のもと運用する。

☞ p.93　5　髄液細胞アトラス　図5.3

②多形核球
ⅰ) 好中球（図3.2.9）

　好中球の大きさは12〜14μmで，細胞質はSamson液で染色されず，偽足をもったような不整形を示すものが多いが，類円形のものも認める。分葉した核が重なり合い，ボール状や桿状に見えることがあるが，細胞質の形状と染色性に留意すればリンパ球や単球との鑑別は容易に行える。好中球の増加は細菌感染症ならびに急性炎症を示す。

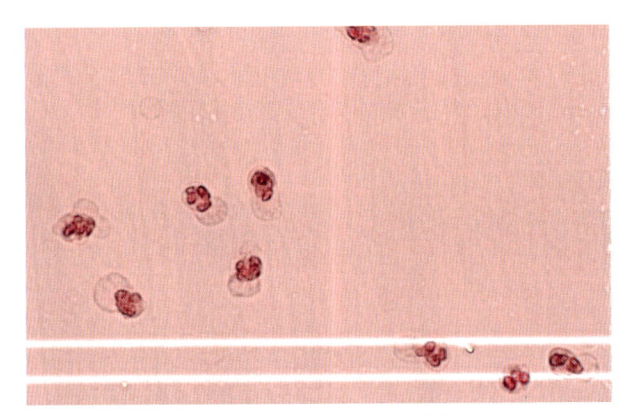

図3.2.9　多形核球(好中球)　40×　Samson染色

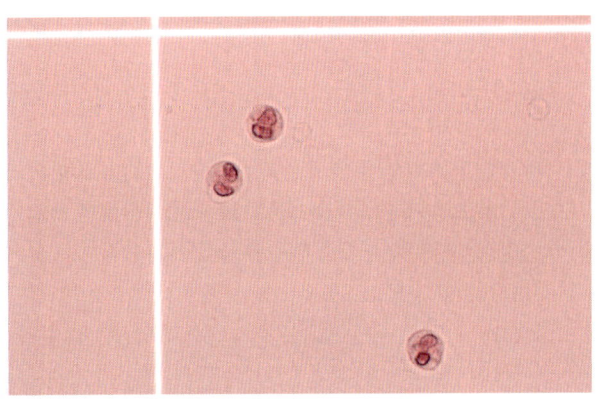

図3.2.10　多形核球(好酸球)　40×　Samson染色

ⅱ）好酸球（図3.2.10）

　好酸球の大きさは12〜14μmで，寄生虫性髄膜炎やアレルギー反応で著明に増加することがあり，この場合好酸球性髄膜炎ともよばれる。計算盤上の好酸球は好中球に比較して円形のものが多く，注意深く観察すると細胞質内がやや輝くような淡い橙色調を呈する。しかし，特徴的な2核の好酸球であればその推定は可能であろうが，単核様に見えるものもあり，計算盤上での積極的な分類は避けるべきである。

ⅲ）好塩基球

　好塩基球は好酸球とともに出現することが多く，また髄膜炎回復期に数％の割合で認めることがあるが，計算盤上での認識はできない。計算盤上では好酸球，好塩基球は好中球とともに多形核球として分類し，詳細な分類は後述する細胞塗抹標本を作製し行う。

③赤血球（図3.2.11）

　赤血球は頭蓋内出血など病的原因に由来するものと，髄液採取時の医原的原因に由来するものとがあるが，双方の赤血球形態に違いは認めない。軽度の出血の場合，赤血球はSamson液の酢酸効果により時間の経過とともに膨化，融解し，最終的には消失するが，出血の程度が強いほど多くの赤血球が残存しやすくなる（図3.2.11）。ドレナージ髄液ではときに収縮変性した赤血球が集塊を呈し，破砕片

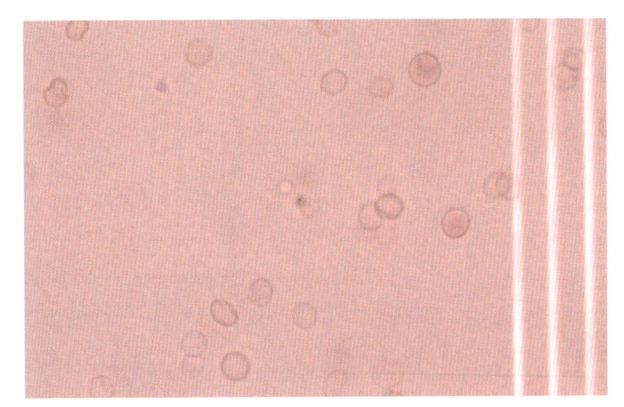

図3.2.11　赤血球　40×　Samson染色

となって認められることがあるので注意する。

④その他の細胞

　病的なものとしては各種病原微生物，脳ヘルニアに由来する脳組織細胞，原発性腫瘍細胞，転移性腫瘍細胞などがあげられる。一方，臨床的意義に乏しいものとしては髄液採取時に医原的に混在するさまざまな細胞がある。なお，計算盤上に白血球以外の細胞を認めた場合，それが臨床的意義を有するものであれば，細胞算定とは別に報告する。成分は細胞塗抹標本にて確認する。

　図3.2.12と図3.2.13は練習問題である。写真に示す細胞成分を算定してください。

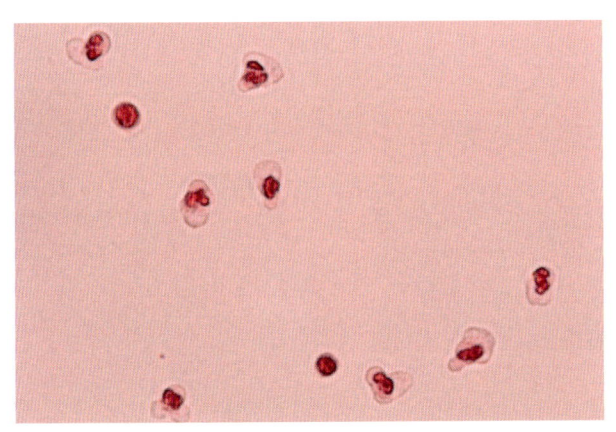

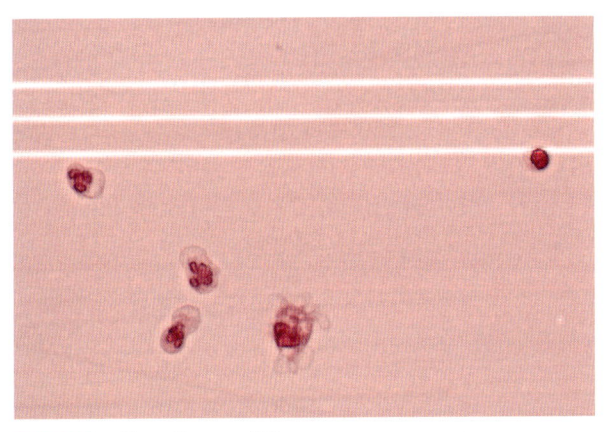

図3.2.12　40×　Samson染色

図3.2.13　40×　Samson染色

3章 髄液検査法

▶前頁の図3.2.12の答え
単核球：多形核球＝2：8
単核球（リンパ球2個）

▶前頁の図3.2.13の答え
単核球：多形核球＝2：3
単核球（リンパ球と単球）

検査室ノート　細胞分類の工夫

　計算盤上の細胞分類が困難な場合，細胞数算定後のSamson液で希釈した検体を利用し，尿沈渣検査と同様に遠心後の残渣を鏡検する。通常の計算盤上の観察と比べると，細胞像が明瞭となり核や細胞質の詳細を知ることが可能になる[1]。
①細胞数算定後のSamsonw液希釈検体を使用する。
②800〜1000 rpm 5分間遠心し，その後上清を除去する。
③尿沈渣用スライドガラスとカバーガラスを用いて残渣をスライドに滴下し，カバーガラスをかけて鏡検する。

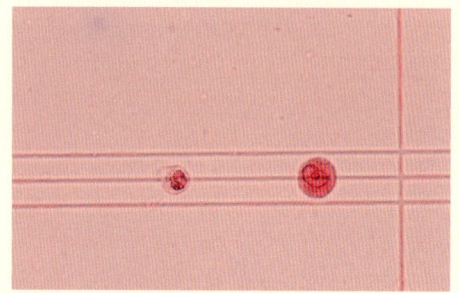

図3.2.14　計算盤　40×　Samson染色

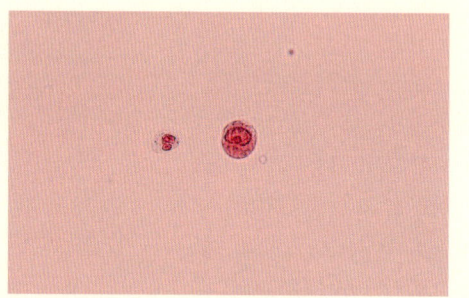

図3.2.15　残渣　40×　Samson染色

検査室ノート　髄液細胞の保存

　髄液細胞に適した保存液はないが，Samson液で希釈した検体は，ある程度の保存が可能である。臨床からの問い合わせなどに応じた再鏡検や，技術教育にも使用可能である。ただし，長期間保存した検体はフクシンにより通常染色されない好中球の細胞質も赤桃色に濃染されるため，注意が必要である[2]。

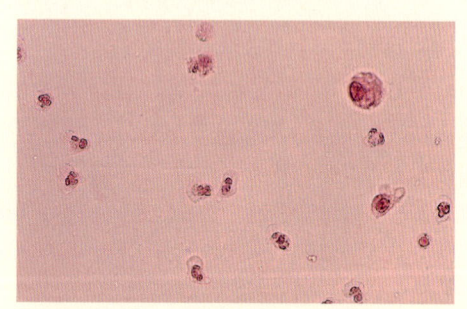

図3.2.16　40×　Samson染色　1時間後

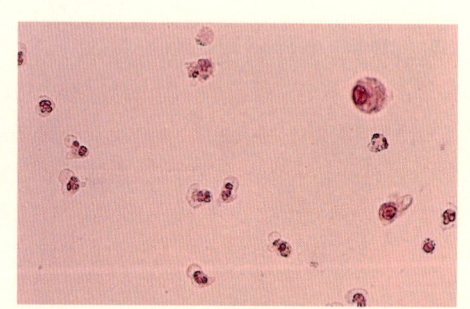

図3.2.17　40×　Samson染色　8時間後

☞ p.28　3.1 髄液の採取・取扱い・肉眼的観察
図3.1.8, 3.1.9

検査室ノート　自動血球分析装置による検査

　近年，髄液細胞数の測定が可能な自動血球分析装置が発売されており，日直・夜勤業務で使用している施設もある。しかし，機種によっては基準範囲上限まで定量限界がないものもあり，またドレナージ検体などの崩壊した細胞を含む髄液では分画の精度が低下するなどの問題がある。使用にあたっては分析機器の特徴と性能を把握し適切な運用が必要である[3,4]。

☞ p.19　2.2.3 中枢神経系白血病の検査の進め方
●2.細胞数算定

［宿谷賢一］

3.2.2　髄液細胞塗抹標本の作製と観察

　髄液検査は，中枢神経系のさまざまな病態を反映する。その中で細胞数算定や細胞分類は，欠かすことができない項目である。検査において，単に細胞数を数え，単核球と多形核球に分類するのではなく，細胞の出現している意味を考えながら検査することが大切である。しかしSamson液と計算盤を使用した細胞分類には限界がある。分類に苦慮する場合や不明細胞を認めた場合は，細胞塗抹標本を作製し，詳細な観察を行うことが望まれる。細胞塗抹標本は，集細胞を行うため，計算盤法より多くの細胞から情報を得ることができる。また，それらは臨床的意義を深め，診断・治療を行ううえで貴重な情報提供となる。

● 1. 髄液細胞塗抹標本作製のポイント

　髄液細胞は変性が速いため，標本作製は遅くとも採取後1時間以内に作製することが望ましい。髄液中の蛋白濃度は血清に比べ低いため，細胞は崩壊しやすい。標本作製には，蛋白を添加して作製することや集細胞の遠心条件を低くするなど注意が必要となる。集細胞装置を用いる方法には，ポアフィルタやサイトスピン，オートスメアなどがある。現在では，ポアフィルタは手技が煩雑で使用されなくなってきている。サイトスピンやオートスメアのメリットとしては，誰もがきれいな標本作製ができることである。デメリットとしては，細胞塗抹標本作製に使用する髄液検体の上清は濾紙に吸い取られるため，他の検査に使用できない。また細胞収集率が高いので，細胞増多の場合は標本上に細胞が密集し，個々の細胞形態が観察しにくくなるため，検体の希釈が必要である。

　本項では特殊な集細胞装置を必要とせず，遠心器と尿沈渣用ポリスピッツがあれば作製できる方法(引きガラス法)を記載した。とくに注意することは，デカントした際に管壁の髄液を沈渣に戻さないことである。また，スライドガラスに載せる沈渣量（積載量）は多くても5μL以下にし，乾燥を素早くすることがポイントである。

● 2. 引きガラス法の標本作製手技

1) 準備器具：遠心用ポリスピッツ（尿沈渣用ポリスピッツ），デカント用試験管（小試験管），パスツールピペット，スライドガラス，引きガラス，ドライヤー，ヒトAB型血清または患者本人の血清でもよい。

2) 使用する尿沈渣用ポリスピッツは，少ない細胞を集細胞するので，より先が尖っている方が集めやすい（図3.2.18）。パスツールピペットの管は細く，長さ3cmほどがよい。長すぎると採取しにくく，スライドガラスに載せにくい（図3.2.18矢印）。

3) デカント後上清の髄液は，臨床化学検査などに使用できるため，小試験管を準備しておき，貴重な検体は破棄しないこと（図3.2.19）。細胞は変性が速いので，標本作製は細胞数算定後，直ちに行うことが大切である。

4) 細胞数算定後，残った髄液検体を尿沈渣用ポリスピッツに移し，800rpm 5分間遠心する（図3.2.20）。

5) パスツールピペットにヒトAB型血清をピペット先端から1cmくらい吸わせて準備しておく（図3.2.21）。これは蛋白量の少ない髄液検体の細胞変性を防ぐために蛋白を添加し細胞の保持と粘性を持たせるためである。

6) 遠心後の検体をデカントする前に，スライドガラスを乾燥させるドライヤーのスイッチを入れておく（冷風）。これは標本作製後直ちに乾燥させるための準備であり，それだけ乾燥の素早さが重要である（図

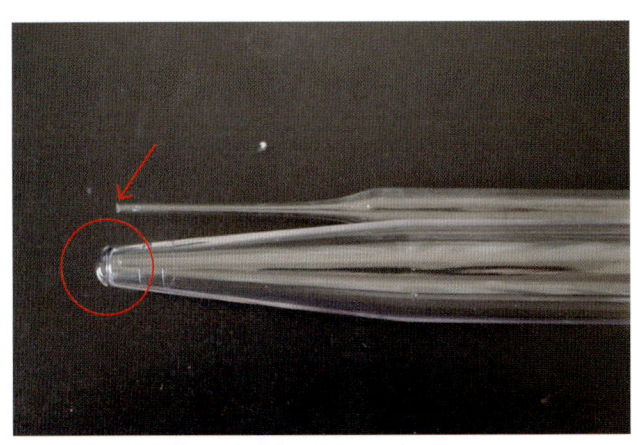

図3.2.18　遠心用ポリスピッツとパスツールピペット

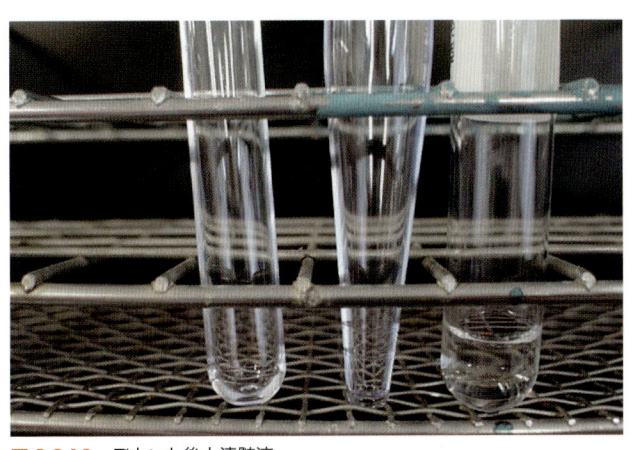

図3.2.19　デカント後上清髄液
左から，小試験管，遠心用ポリスピッツ，髄液検体

■ 3章　髄液検査法

3.2.22)。

7) 小試験管へ，一気にデカントをする。ゆっくりデカントをすると遠心が通常より弱いため，管底の細胞が流れ出てしまう。躊躇せず一気に逆さにすることがポイントである（図3.2.23）。小試験管の髄液は，臨床化学検査や免疫学検査に使用できる。

8) デカント後は，管壁の髄液を取り除くため，ガーゼでふき取るが，垂直を保つことが大切である。斜めにすると，細胞が流れ落ちる（図3.2.24）。

9) 尿沈渣用ポリスピッツは逆さのまま垂直に維持する。

10) あらかじめ準備しておいたパスツールピペットの血清を吐出させ（図3.2.25），逆さにしている尿沈渣用ポリスピッツの管底の沈渣を軽く混和し細胞を採取する。採取時も垂直を維持することに注意する（図3.2.26）。

11) 細胞を採取するパスツールピペットの陰圧が強いと，

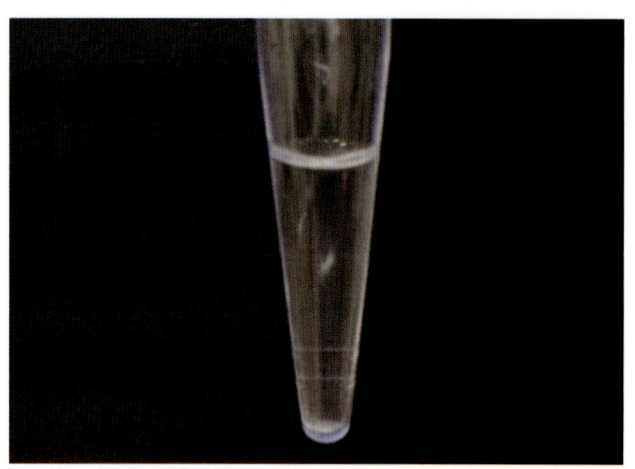

図3.2.20　髄液検体遠心後

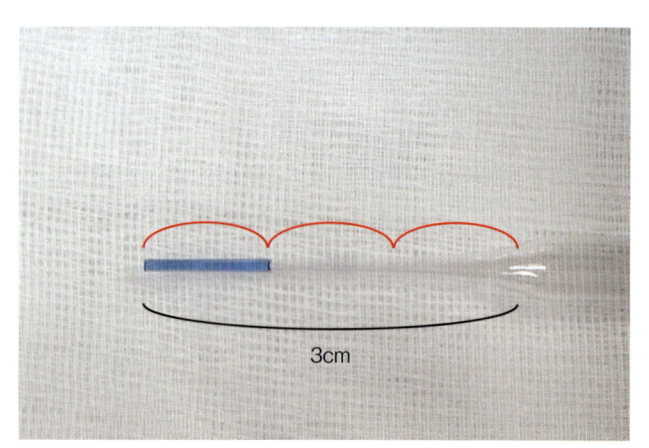

図3.2.21　パスツールピペットの準備
青インクはサンプルの目安である。

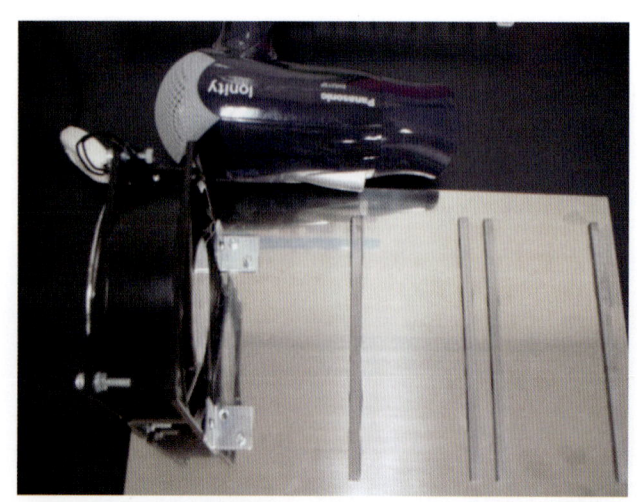

図3.2.22　ドライヤーの準備

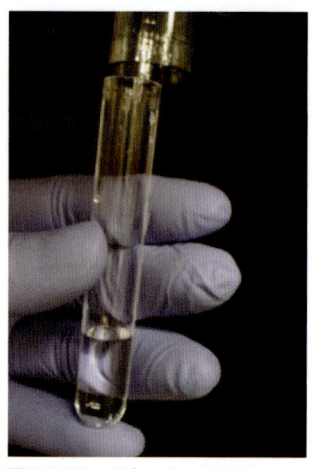

図3.2.23　デカンテーション

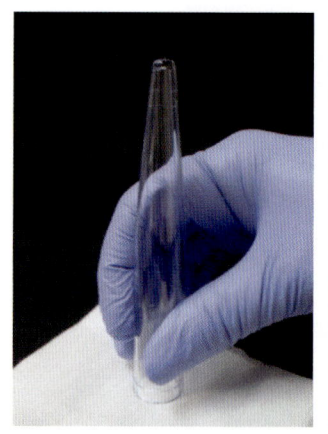

図3.2.24　デカント後の処置①
垂直を保つことが大切で，斜めにしてはいけない。

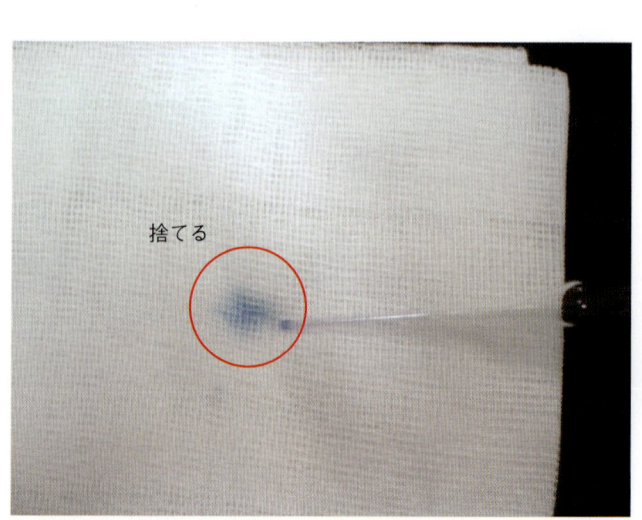

図3.2.25　デカント後の処置②

採取する細胞がピペット内の奥に飛び込んでくるため，圧に気をつけ採取する。細胞数が少ない検体は，遠心後の管底の沈渣は肉眼で見えず，確認はできない。たとえ少量でも，ピペット先端の沈渣をスライドガラスに落とす（図3.2.27）。

12）沈渣量が多いときは標本枚数を多くする。このとき，スライドガラスに載せる積載量は5μLとすること。5μLと少量にすることにより早く乾燥できる。細胞数が基準値前後の検体では作製できる標本は1枚である。塗抹標本は引きガラスを用いて（図3.2.28）血液塗抹標本と同様に作製するが，引き終わりは止める。これは引き終わりの細胞を壊さないためである。塗抹標本を引くときは引きガラスを軽く持ち，あまり押さえつけないように軽く引く。作製したスライドガラスから沈渣が流れ，戻るようであれば，積載量が多い。引きガラスは速く引くと細胞が引き終わりに集合しやすいため，引く速度も加減しながら行う（図3.2.29）。

13）作製した標本は，直ちにドライヤーで冷風乾燥する（図3.2.30）。乾燥がうまく行かないと細胞は萎縮し，細胞判断はできない。

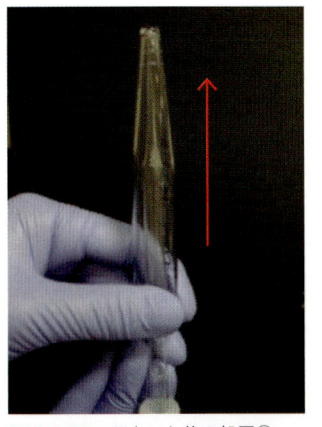

図3.2.26 デカント後の処置③

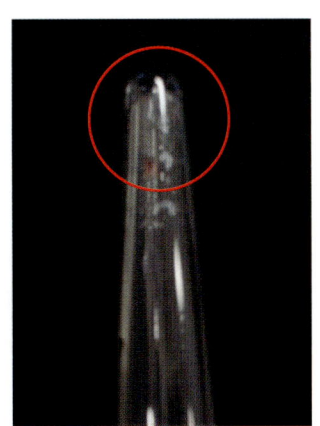

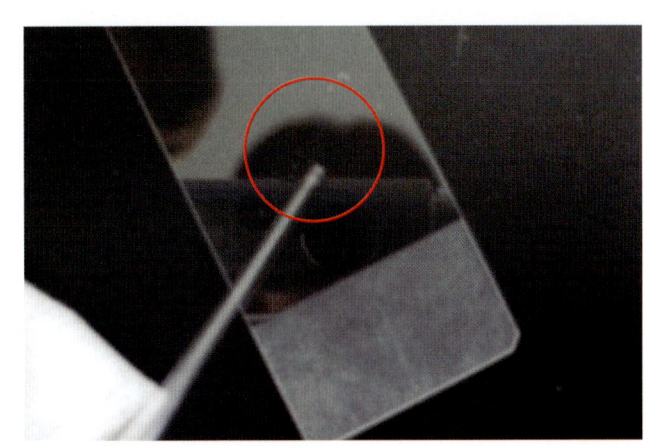

図3.2.27 スライドガラスへの積載

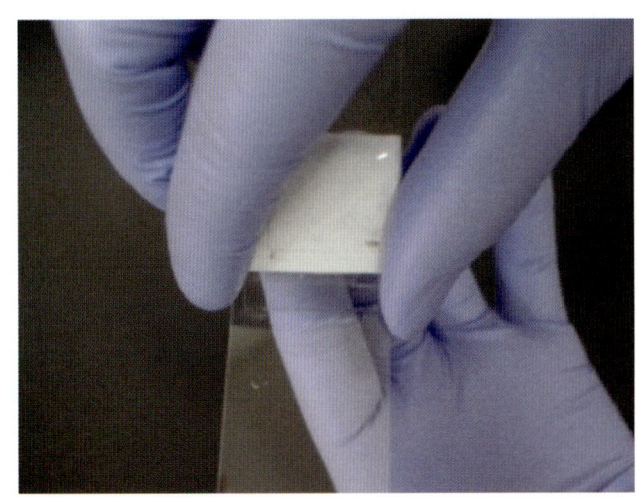

図3.2.28 引きガラス法①
引きガラスを上下に動かし検体を均一化する。

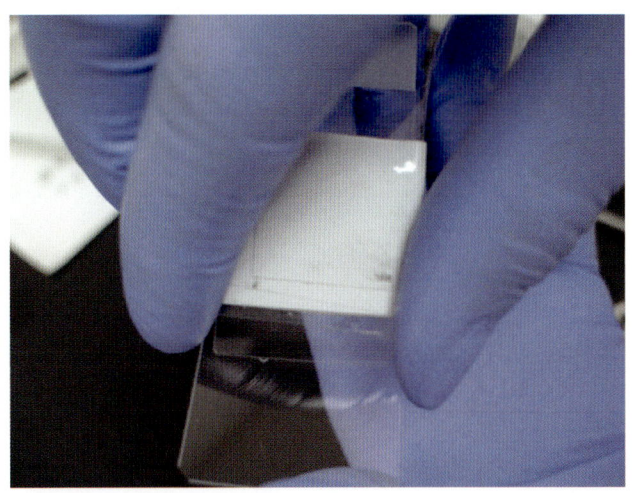

図3.2.29 引きガラス法②
引き終わりを止める。

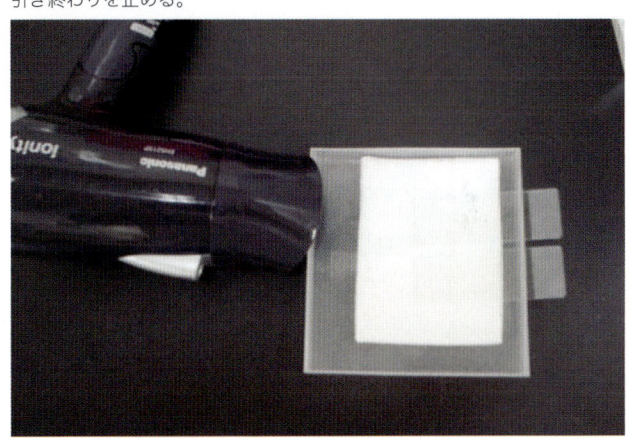

図3.2.30 標本の乾燥

3. 他の方法の標本作製手技

（1）Saykの自然沈降法

Saykにより考案された方法であり[6]，直径6mm前後の孔のあいた濾紙をスライドガラスに載せ，孔と同大の内径のプラスチック管を孔に一致させて立てる。上から濾紙に適当な圧力を加え，髄液を1mLほど注入する。濾紙に髄液の水分が吸収されるとともに細胞は孔の部分のスライドガラスの上に沈降塗抹される（図3.2.31）。

細胞は物理的破壊を受けず塗抹されるが，20～30分の時間を要するという欠点があり，この間の細胞変性も無視できない。また，細胞収集率も25％前後と高くはない。

■ 3章　髄液検査法

装置は市販されていないので各自で作製する必要がある。伊藤の考案によるディスポーザブル注射器とクリップを使用した簡単な方法がある[7]（図3.2.32）。

（2）細胞収集装置を用いる方法

髄液細胞の塗抹標本作製に最も適した方法は細胞収集装置を用いた方法である。原理はSaykの濾紙を用いた自然沈降法に基づくものであり，さらに遠心力を加えることで，迅速に，しかも均等な細胞塗抹が行えるよう工夫された装置である。数社の市販機器があり，なかでもサイトスピンやオートスメアは一般に広く知られている。方法はいずれの装置も本質的には同様で，スライドガラスの上に専用のペーパーフィルタ（厚手の孔あき濾紙），サンプルチャンバーの順に重ね合わせ，これをホルダーで固定する。チャンバーに髄液を注入し，本体にセットし，遠心する。微妙な回転数や時間の設定ができ，一度に多数の塗抹標本を作製することもできる。

● **4. 髄液細胞塗抹標本の観察**

（1）染色について

May-Grünwald Giemsa染色については，血液塗抹標本と同様であるが，後染色のGiemsaによる染色の時間は，血液よりも2〜3分短めがよい。ただし好中球が多い（細胞量が多い）場合などは，血液塗抹標本と同じ染色時間で行うなど，検体によって染色性が異なるので，慣れない場合は，確認しながらの染色がよい。室温が高い場合は短く，低い場合は長くする。水洗は短く，水をよく切る方がよい。染色後は，標本裏の染色液など，綺麗に汚れを取ること。

（2）標本の見方

細胞数が多く標本にバランスよく塗抹されている場合は，細胞の重なりのない場所を観察する。細胞数が少数の場合は，引き終わり側に細胞が集まるので，引き終わり側を観察する。ただし標本作製がうまく行かず，細胞が萎縮している場合は，分類ができないので，なるべく個々の細胞がのびのびと拡がった場所を探して観察する（図3.2.33）。

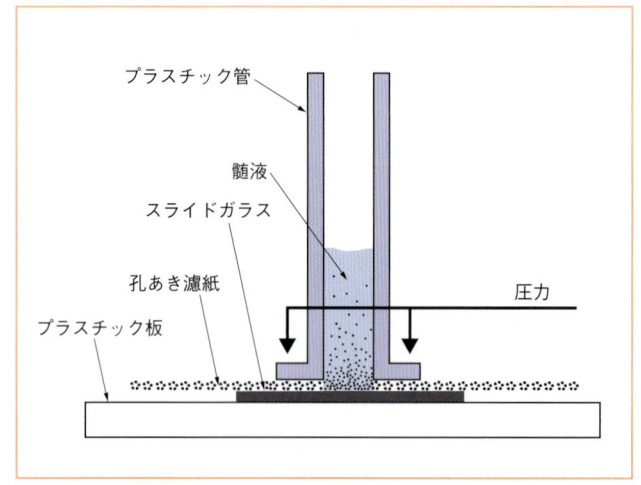

図 3.2.31　Saykの自然沈降法の原理

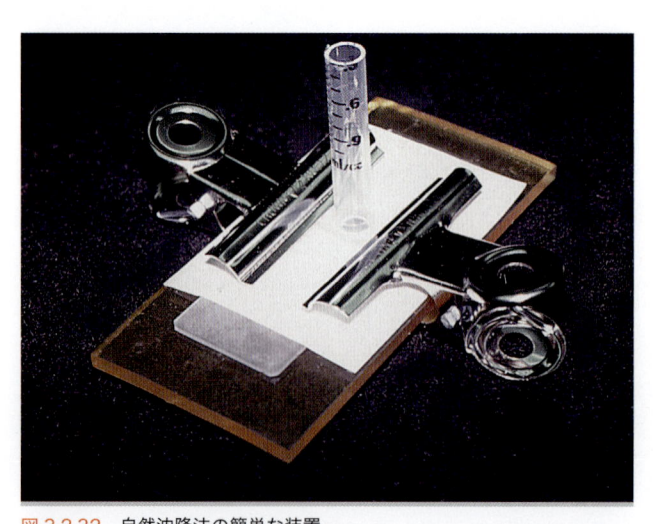

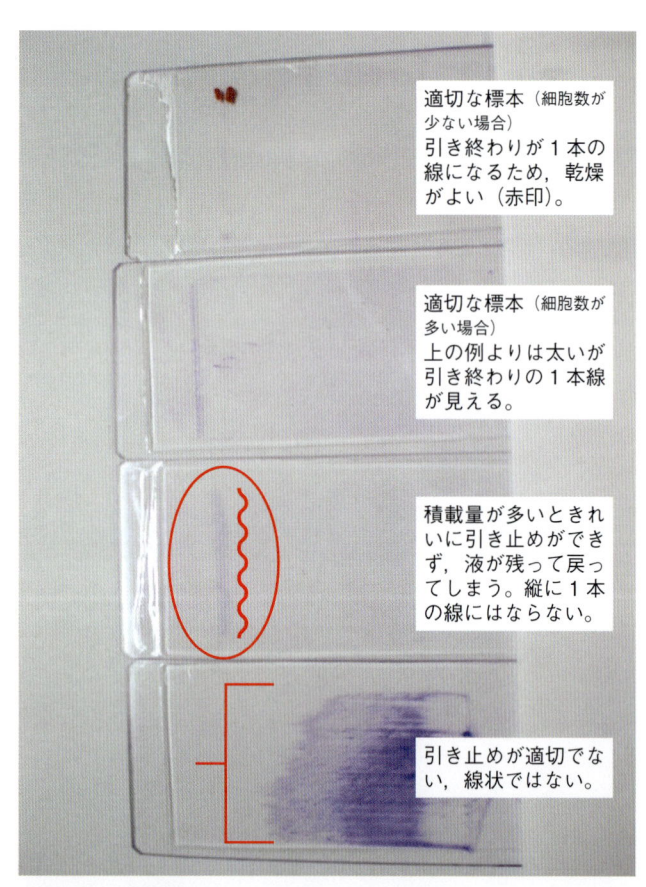

図 3.2.32　自然沈降法の簡単な装置
伊藤（1982）の考案によるディスポシリンジとクリップを用いた方法。
〔日本臨床衛生検査技師会髄液検査法編集ワーキンググループ：髄液検査法 2002, 38, 日本臨床衛生検査技師会，2002より〕

図 3.2.33　標本の見方

検査室ノート　標本作製のポイント

①髄液の蛋白量は低く，細胞が変性しやすいため，蛋白を添加すること。
②集細胞の遠心条件は，800rpm 5分とし，低い回転数に設定すること。
③スライドガラスに載せる沈渣（積載量）は，5μL以下にすること。
④遠心後，試験管のデカントは，戻り液をなくすため，垂直を保ち沈渣を採取すること。
⑤塗抹標本は，素早く乾燥させること。
⑥標本例（図3.2.34～3.2.38）

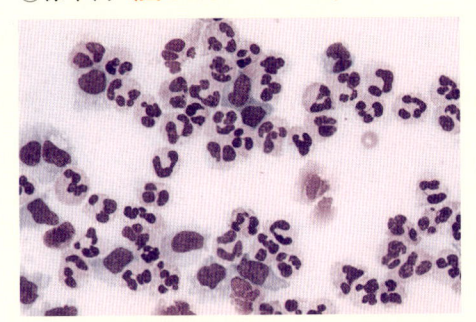

図3.2.34　適切な標本　40×　May-Grünwald Giemsa染色
細胞は細胞質や核が十分に広がり，核内構造も観察される。大きさは血液塗抹標本とほぼ同等である。

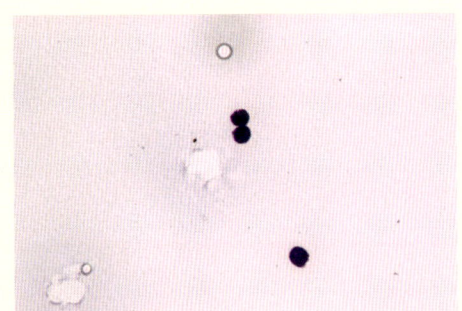

図3.2.35　萎縮標本　40×　May-Grünwald Giemsa染色
細胞の細胞質や核は萎縮し，細胞の判断ができない。

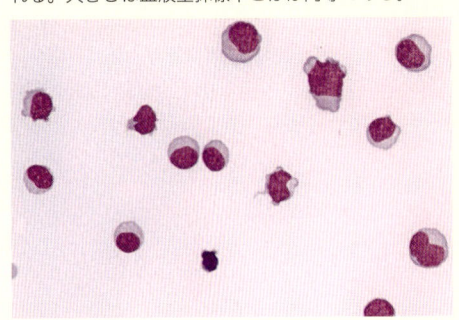

図3.2.36　適切な標本　40×　May-Grünwald Giemsa染色
細胞は広がり，細胞質や核が明瞭に判断できる。

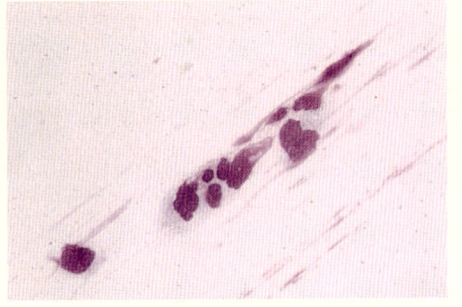

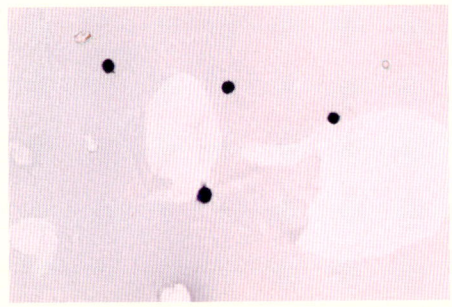

図3.2.37　不適切な標本　40×　May-Grünwald Giemsa染色
標本の引き止め不良，細胞は崩壊し判断できない。

図3.2.38　不適切な標本　40×　May-Grünwald Giemsa染色
乾燥不良。細胞が萎縮し，判断できない。

Q　標本は，細胞数が何個から作製したらよいか？

A　細胞数にかかわらず，不明な細胞がある場合は作製が望まれる。
細胞数が1/μLであっても，集細胞を行うことで，標本上には多くの細胞を観察することができる。また多形核球が優位の場合も，好中球ではなく好酸球の可能性もあり，標本を作製する意義は高い。

Q 作製した標本がきれいに見られず分類できない場合は？

A おそらく，細胞萎縮が疑われる。原因としては，乾燥に時間がかかりすぎたか，もしくはスライドガラスに載せる沈渣の量が多すぎるなどが考えられる。髄液検体は細胞数が，他の体腔液（胸水）などと違い少ないので，通常標本作製は1枚しかできないと考えてよい。2枚作製できる沈渣量（積載量）があるのであれば，遠心後の髄液上清をできるだけ取り除くことが必要である。

Q 標本中の細胞が壊れてしまう理由は？

A 蛋白が添加されていない場合や，標本作製時の引き止めをしていない場合，また力を入れすぎ長く引いてしまった場合などが考えられる。

Q 血性髄液の標本作製はどのようにすればよいか？

☞ p.30 3.1 髄液の採取・取扱い・肉眼的観察 Q&A「血性髄液の鑑別方法は？」

A

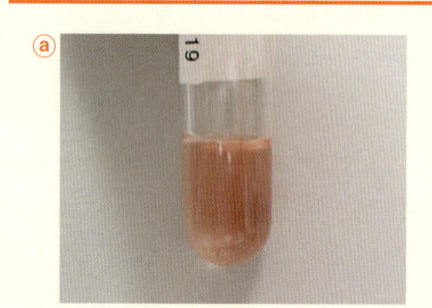

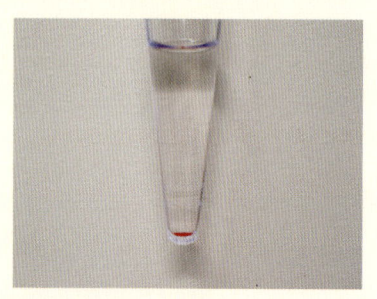

写真ⓐ程度の血性であれば，通常通りの標本作製が行える。

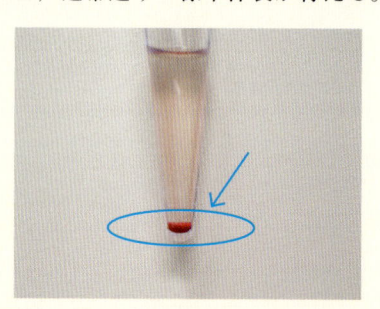

写真ⓑ程度の血性であれば矢印先のバフィーコートを取り，再度遠心，ⓐの血性と同じ状態にして標本作製をすればよい。

［保科ひづる］

📖 参考文献

1) 宿谷賢一，田中雅美：「サムソン染色による細胞分類」，Medical Technology，2014；42：437-440．
2) 田中雅美，宿谷賢一：「細胞分類の保存方法」，Medical Technology，2014；42：441-443．
3) 久末崇司，他：「多項目自動血球分析装置 XN-2000 による髄液細胞算定の検討」，日本臨床検査自動化学会，2013；38：346-351．
4) 田中雅美，他：「総合血液学検査装置 ADVIA2010i による髄液・体腔液細胞算定の検討」，日本臨床検査自動化学会，2013；38：129-136．
5) 保科ひづる：「塗抹標本作製（メイ・ギムザ染色）の方法と細胞所見」，Medical Technology，2014；42：444-452．
6) Sayk J："Cytologie der Zerebrospinal flussigkeit," Jana, Fisher Verlag, 1962．
7) 伊藤直樹，他：「脳脊髄液の細胞成分と蛋白成分」，脳神経，1982；34：631-642．

3.3 臨床化学検査

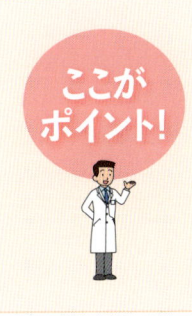

ここがポイント！
- 一般的に実施されている項目には，髄液蛋白，髄液糖，各種酵素がある。古典的な検査であるグロブリン反応とトリプトファン反応は検査実施されなくなってきている。
- 実施する項目を選択するうえでの重要なポイントは，その項目が臨床的意義があり，正確性をもって測定できることである。
- 緊急検査における髄液臨床化学検査項目として髄液蛋白，髄液糖は必須である。他に，自動分析装置で簡単に測定でき，臨床的意義のある項目として髄液LD，髄液CKがあげられる。

中枢神経系が正常な機能を維持するためには，その周囲を一定の化学的環境で保つ必要がある。髄液には脈絡叢や脳血管にある血液脳関門（blood-brain barrier；BBB）を通して蛋白，糖，電解質などが選択的に送り込まれ，恒常性が維持されている。中枢神経系疾患により，BBBの破壊などが生じると，髄液中の化学的成分のバランスが崩れその濃度が変化する。髄液の臨床化学検査の結果では疾患特異性は確認できないが，各疾患の診断や治療効果判定などの経過観察のために重要な検査所見である。

3.3.1 臨床化学成分について

1. 髄液蛋白

髄液中の蛋白濃度は血中蛋白の1/300〜1/200と微量であり，アルブミン/グロブリン（albumin/globulin；A/G）比は8：2とされている。腰椎穿刺での基準範囲を表3.3.1[1]に示す。基準範囲は新生児・小児では年齢により変動するので注意する。また，脳室穿刺での蛋白濃度は腰椎穿刺に比べると30％ほど低値になる。

図3.3.1は髄液蛋白の動態である。髄液蛋白は血液より移行し，BBBの機能により一定に維持されているが，分子量の大きい免疫グロブリンM（Immunoglobulin M；IgM）についてはBBBの通過は困難であると報告されている[2]。

中枢神経系に異常が生じると蛋白が増加するが，疾患によっては増加する蛋白成分が異なることがある[3]。表3.3.2にその原因と関連する疾患について示した。

髄液蛋白定量には色素法であるピロガロールレッド法を用いる。

表3.3.1　髄液蛋白の年齢別基準範囲

年齢	基準範囲（mg/dL）
生後7生日	35〜180
30生日	20〜150
〜90生日	20〜100
〜1歳	20〜60
2歳〜14歳	15〜40
15歳〜	10〜35

（日本臨床衛生検査技師会：一般検査技術教本，166 日本臨床衛生検査技師会，2012より）

表3.3.2　髄液蛋白の病的動態と関連疾患

病的変動	疾患
①血液脳関門の破壊や透過性亢進による血清蛋白の移行	髄膜炎，ギラン・バレー症候群など
②中枢神経組織内での免疫グロブリン産生の亢進	多発性硬化症，脳炎など
③血清蛋白の増加	多発性骨髄腫など
④血中蛋白の混入	くも膜下出血，脳出血，脳腫瘍など
⑤髄液のturn overの阻害	脊髄腫瘍など

（日本臨床衛生検査技師会髄液検査法編集ワーキンググループ：髄液検査法 2002, 25, 日本臨床衛生検査技師会，2002より改変）

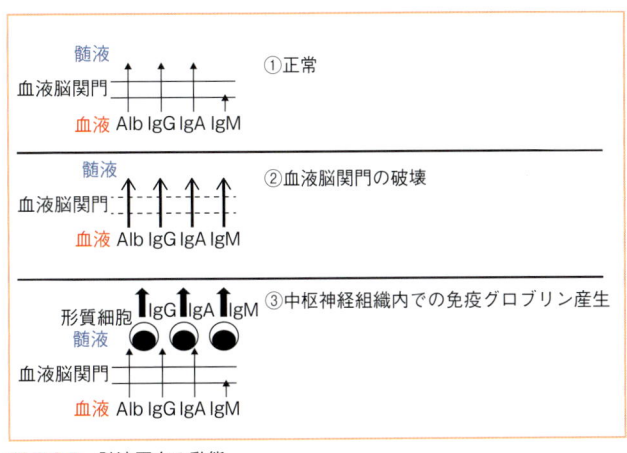

図3.3.1　髄液蛋白の動態
（奈良豊：「第4章 髄液」，カラー図解 一般検査ポケットマニュアル，121, 伊藤機一，高橋勝幸（監），羊土社，2009より改変）

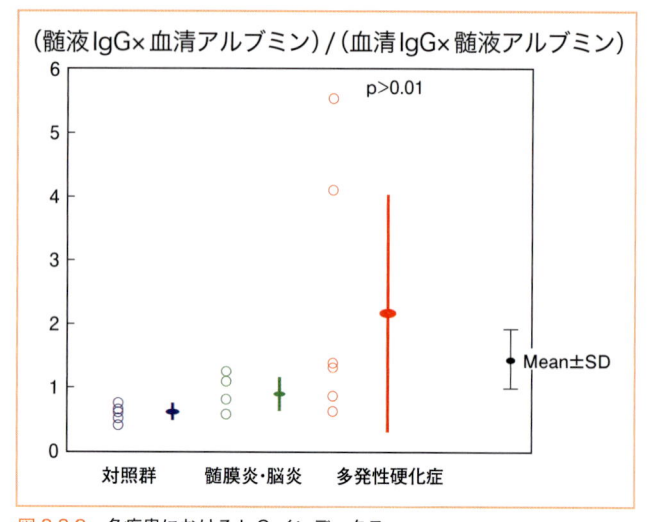

図3.3.2　各疾患におけるIgGインデックス
（奈良豊：「第4章 髄液」，カラー図解 一般検査ポケットマニュアル，122，伊藤機一，高橋勝幸（監），羊土社，2009より改変）

表3.3.3　IgGインデックス基準範囲

文献	基準範囲
竹岡ら（1996）[4]	0.6～0.7
本田ら（1989）[5]	0.4～0.5
田中ら（2010）[6]	0.35～0.6

2. IgGインデックス

多発性硬化症などの脱髄疾患では中枢神経組織内で産生された免疫グロブリン（Immunoglobulin；Ig）が増加する。このため，蛋白の測定よりも免疫グロブリン値を測定することが重要となり，髄液IgG量の測定が行われる。髄液IgGの増加を指標とする場合にはその測定値よりも相対的な増加量を指標とするIgGインデックスが，臨床評価として用いられることが多い。しかし，中枢神経系感染症などの疾患でも高値を示す場合があり，脱髄疾患に特異的な検査とはいえない（図3.3.2）。IgGインデックスは髄液IgG濃度をBBBの透過度（髄液アルブミン／血清アルブミン比）と血清IgG濃度で補正したものであり，表3.3.3に基準値を示す。報告者により多少の違いがあるが0.7以下が基準範囲と考えられ，それ以上は，中枢神経組織内でのIgG産生の亢進が疑われる[7]。

IgG量の測定は免疫比濁法やネフェロメトリー法などで行う。

3. 髄液糖

髄液中の糖は正常状態においては血糖値の60～80％に維持されており，基準範囲は血糖値が正常の場合は50～80mg/dLであり，その値は血糖値の影響を受ける。したがって髄液糖の増減を評価するためには，必ず血糖値を測定し，両者を対比する必要がある。たとえば髄液糖が60mg/dLの場合，数値的には基準範囲内である。しかし，血糖値が180mg/dLであるとすると，髄液糖/血液糖比は33％になり，髄液糖は減少していることになる。

髄液糖は一般的には低値の場合が臨床的意義が高く，減少する代表的な疾患として細菌性髄膜炎，結核性髄膜炎，真菌性髄膜炎，悪性細胞の髄膜浸潤などがあり，とくに細菌性髄膜炎での減少は著明であることが多い。この機序としてBBBの破壊による糖移送の障害，および病原体や好中球による嫌気性解糖作用の亢進によるとされている。ウイルス性髄膜炎での髄液糖は，通常は正常であるが，ムンプスウイルスによる髄膜炎の一部では糖の低下が認められたとの報告がある[8]。測定は酵素法や電極法などで血糖と同様に行う。

4. 髄液乳酸脱水素酵素

髄液中の乳酸脱水素酵素（lactic dehydrogenase；LD）は髄膜炎や中枢神経組織の破壊などで増加し，とくに細菌性髄膜炎では著明に上昇する。正常の髄液ではLDアイソザイムのLD_4，LD_5はほとんど認められず，LD_1，LD_2，LD_3＞LD_4，LD_5のパターンである[9]。細菌性髄膜炎では好中球由来のLD_4，LD_5の著明な増加が認められLD_1，LD_2，LD_3＜LD_4，LD_5となり，髄液中のLD値が上昇する。しかし，ウイルス性髄膜炎であってもリンパ球の著明な増加を認める症例ではリンパ球由来のLD_2，LD_3が増加し髄液中のLD値が高値を示す場合がある。図3.3.3に両髄膜炎のアイソザイムパターンを示した。また，中枢神経組織内で広範囲の障害や破壊があるときにはLD_1，LD_2が増加する。このように髄液LD値は細菌性髄膜炎の予後判定や治療効果の指標に役立つとされており，また病初期での髄膜炎の鑑別にも効果があることから臨床的に意義のある髄液マーカーとされている。基準範囲については報告者により9～30U/Lと幅があるが，一般的には30U/L以下と考えられる（表3.3.4）。分析は血清と同様に自動分析装置で測定する。

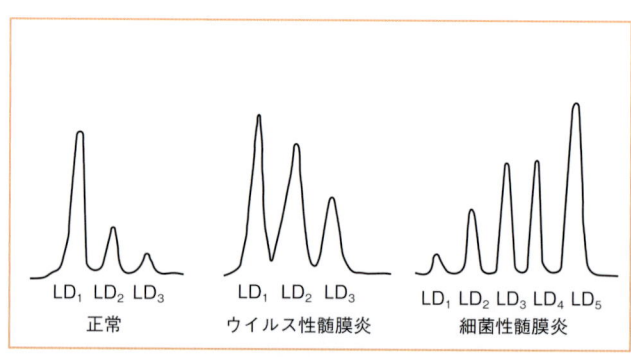

図3.3.3　LDアイソザイムパターン

表 3.3.4　髄液 LD 基準範囲

文献	基準範囲（U/L）
古堅ら（1978）[10]	20.5〜26.9
奈良ら（2001）[11]	9〜24.4
武田ら（2008）[12]	6〜30

● 5. 髄液クレアチンキナーゼ

髄液中のクレアチンキナーゼ（creatine kinase；CK）は血中のCKとは独立して変動する。アイソザイムには，CK-MM（骨格筋由来），CK-MB（心筋由来），CK-BB（脳由来）があるが，髄液で検出されるのはほとんどCK-BB（脳由来）である。脳組織の荒廃や破壊により上昇し，その代表的な疾患として髄膜炎，脳炎，脳挫傷，脳腫瘍，脳血管障害，多発性硬化症などがある。基準範囲は6U/L以下[13]で，髄液LDと同様に自動分析装置で測定する。

● 6. 髄液クロール

髄液中のクロール（chloride；CL）は髄液糖と同様に血中CLに由来し，血中より15〜20mEq/Lほど高値で，基準範囲は118〜130mEq/Lである。この機序として，Donnanの膜平衡および髄液と血液間にある陰イオンの電位差により生じ，髄液CLは血中CLの変動に伴い増減する。また，髄液蛋白が上昇する症例ではDonnanの膜平衡に抵抗が加わり，膜電位の平衡を保つため陰イオンが減少し，髄液CLが減少する。結核性髄膜炎の検査所見で髄液CL値が特異的に減少するために，その診断に意義があるとの報告があるが，これは結核性髄膜炎で生じる低CL血症と前述のDonnanの膜平衡に対する抵抗による減少が原因とされているためであり，臨床的意義は低いといえる。

● 7. 髄液乳酸

髄液中の乳酸は脳脊髄圧の急変，頭蓋内出血，細菌性髄膜炎，てんかんなどで脳組織などの代謝状態に変化が生じるとそれに伴い上昇する。とくに細菌性髄膜炎では好中球増多による嫌気性解糖作用の亢進に伴う糖の低下のため乳酸が増加する。ウイルス性髄膜炎では髄液中の乳酸は一般的に上昇しないので，両髄膜炎の鑑別に役立つとされている（図3.3.4）[14,15]。基準範囲を表3.3.5に示す。報告者により差があるが，25mg/dL以下と考えられる。分析は血清と同様に自動分析装置で測定する。

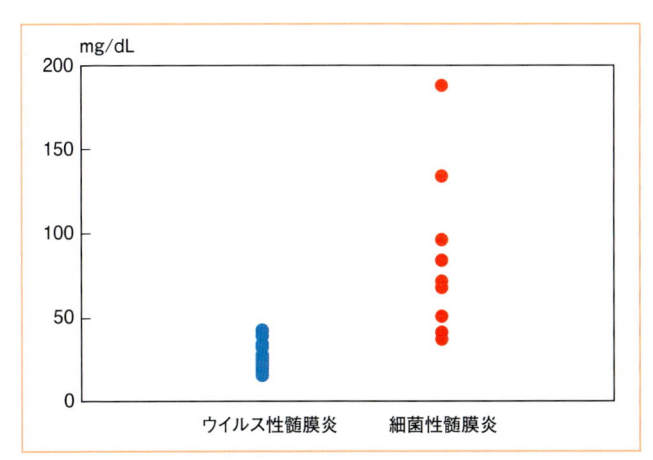

図 3.3.4　髄膜炎における髄液中乳酸範囲

表 3.3.5　髄液乳酸基準範囲

文献	基準範囲（mg/dL）
藤島（1979）[16]	11.8〜15.2
山本（1999）[17]	25 以下

● 8. 髄液アデノシンデアミナーゼ

髄液中のアデノシンデアミナーゼ（adenosine deaminase；ADA）はアデノシンを加水分解し，アンモニアとイノシンを生成する酵素で，細胞内で核酸の代謝に関わる重要な酵素である。アイソザイムとしてADA$_1$（組織由来）とADA$_2$（T細胞由来）の2種類があり，ADA$_1$が欠損すると重症免疫不全の原因となる。近年，髄液や胸水のADA活性値が結核性の場合に上昇することが報告され，髄液中のADAが結核性髄膜炎の鑑別に有用性があると報告されている[18]。上昇する機序としてT細胞由来のADA$_2$の増加が関係あると考えられている。髄液ADAの基準範囲の報告は少ないが，Malanら[19]は4U/L以下であるとしている。

Q 脳室穿刺（脳室ドレナージ）髄液の蛋白濃度が腰椎穿刺髄液より低いのはなぜか？

A 脳室では側脳室にある脈絡叢から髄液が直接産生される。そのため脳室では髄液の入れ替わりが速いのに対し，ルシュカ孔（Luschka foramen），マジャンディー孔（Madendie foramen）を出てくも膜下腔に達する腰椎では髄液の巡回速度が遅く蛋白が濃縮されるためと考えられている。

p.5　2.1 脳脊髄液概論　図2.1.2

■ 3章　髄液検査法

Q グロブリン反応（Pandy反応，Nonne-Apelt反応），トリプトファン反応の臨床的意義が低いのはなぜか？

A　Pandy反応は1910年，Nonne-Apelt反応は1908年と，いずれも100年以上前に報告されている古典的検査法で，それぞれの感度はPandy反応が25mg/dL，Nonne-Apelt反応が50mg/dLである．両者はグロブリン検査として理解されていることが多いが，真のグロブリン検査ではなく，あくまでも古典的な定性試験である．精度の高い蛋白定量法が普及している現在では臨床的意義が低い．

　真のグロブリン濃度を把握したい場合は，髄液のアルブミンを測定し，総蛋白濃度からアルブミン濃度を差し引けばグロブリン濃度が算出できる．髄液中のアルブミンは尿中の微量アルブミン測定試薬で測定可能である．

　トリプトファン反応は1927年に結核性髄膜炎の髄液中にトリプトファンが存在することが報告されたことから，その補助的診断法として用いられてきた．わが国では里見変法が用いられているが，本法の反応機序はいまだに明らかではない．また，一度に髄液を1mLも必要とすることにも問題がある．陰性であれば結核性髄膜炎を否定できる可能性があるが，結核性髄膜炎以外の髄膜炎やキサントクロミーでも陽性を示す場合がある（図3.3.5）．結核菌検出のための迅速法や高精度検査法（PCR法など）が確立されており，本検査法の有用性は低い．

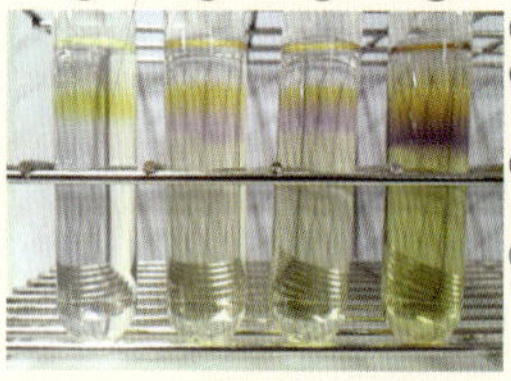

①正常
②結核性髄膜炎
③細菌性髄膜炎
④キサントクロミー

図3.3.5　トリプトファン反応

☞ p.9　2.2 疾患と検査の進め方
（3）結核性髄膜炎
☞ p.52　3.4 微生物学検査
●2.抗酸菌染色

Q 髄液中のIgGは汎用機で血清IgGと同様に測定可能か？

A　測定は可能である．しかし，髄液中のIgG濃度は正常で6.0mg/dLほどであるため，血清と同じユニットで測定した場合，キャリーオーバーの影響を受ける可能性がある．このため，髄液IgGを汎用機で測定する場合は血清とは別のユニットとして単独で測定する必要がある．それが不可能であれば，ネフェロメトリー法で測定することを推奨する．測定は血清の同一パラメータで可能である．

検査室ノート　Donnanの膜平衡

　透析膜を通過できない非透過性高分子を含む溶液と，膜を自由に通過できる塩イオンをもつ2つの溶液とを膜で隔てると，膜を通過できる塩イオンは両液に不均等に分布するために平衡となる．このことをDonnanの膜平衡という．この場合，双方の塩イオン濃度と浸透圧は異なる．

［奈良　豊］

参考文献

1) Bell J E et al. : "Developmental profile of plasma proteins in human fetal cerebrospinal fluid and blood," Neuropathol, Appl Neurobiol, 1991 ; 17 : 441-456.
2) Hirohata S et al. : "Quantitation of IgG, IgA and IgM in the cerebrospinal fluid by a solid-phase enzyme-immunoasssay. Establishment of normal control values," J Neurol Sci, 1984 ; 63 : 101-110.
3) 奈良　豊：「髄液の生化学検査」, Medical Technology, 2003 ; 31 : 476-483.
4) 竹岡常行：「脳脊髄液検査の意義」, 日内会誌, 1996 ; 85 : 672-676.
5) 本田政臣：「神経疾患の診断における IgG index の有用性に関する研究」, 東女医大誌, 1989 ; 59 : 683-692.
6) 田中正美, 他：「髄液 IgG index の日本人正常値」, 神経内科, 2010 ; 72 : 337-338.
7) 太田宏平：「炎症性神経疾患における髄液中炎症関連蛋白に関する研究」, 東女医大誌, 1988 ; 58 : 822-823.
8) 富井郁子, 他：「最近3年間の無菌性髄膜炎 150 例の検討」, 病原微生物検出情報月報, 1983 ; 4 : 36.
9) 水田隆三：「小児髄液の乳酸脱水素酵素アイソザイムについて」, 脳と発達, 1974 ; 6 : 125-136.
10) 古堅宗範, 田村武雄：「脳血管障害急性期における髄液および血清 Fructose-1,6-diphosphate aldolase (ALD), Lactic dehydrogenase (LDH) の変動」, 日老医誌, 1978 ; 15 : 235-244.
11) 奈良　豊：「髄液 LDH 測定の有用性」, 第 38 回関東甲信地区医学検査学会講演集, 104, 2001.
12) 武田麻衣子, 他：「脳脊髄液の LD, CK 活性の基準値範囲設定」, 医学検査, 2008 ; 57 : 678.
13) Briem H et al. : "Creatine kinase isoenzyme BB in cerebrospinal fluid from patients with meningitis and encephalitis," J Infect Dis, 1983 ; 148 : 180.
14) 佐久嶋研, 他：「血液ガス分析装置による髄液乳酸および糖の迅速測定の信頼性」, 臨床神経学, 2009 ; 49 : 275-277.
15) Brouwer MC et al. : "Dilemmas in the diagnosis of acute community-aquired bacterial meningitis," Lancet, 2012 ; 380 : 1684-1692.
16) 藤島正敏：「検査法－髄液」, 脳血管障害, 79-86, 永井書店, 1976.
17) 山本慶和：「髄液検査, 記述編」, 検査と技術, 1999 ; 27 ; 928-931.
18) 高杉尚志, 他：「2 回の BCG 接種歴がある結核性髄膜炎の 15 歳女児例」, 小児感染免疫, 2006 ; 18 : 393-398.
19) Malan C et al. : "Adenosine deaminase levels in cerebrospinal fluid in the diagnosis of tuberculous meningitis," J Trop Med Hyg, 1984 ; 87 : 33-40.

3.4 微生物学検査

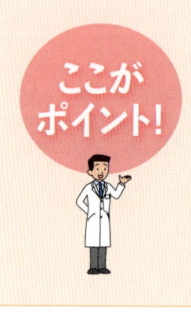

ここがポイント！

- 細菌性髄膜炎は致死率が高いため，本疾患の診断および治療は迅速かつ正確に行われる必要がある。
- 迅速検査としては髄液 Gram 染色，迅速抗原検査が重要である。
- 年齢，基礎疾患の有無など患者背景をもとに原因細菌の検索を行い，積極的に早期感染症治療を支援することが望まれる。
- 稀な菌種の同定には質量分析および遺伝子検査が今後期待される。

3.4.1 概要

1. はじめに

各種髄膜炎の中でも細菌性髄膜炎は極めて致死率が高く，診断および治療の遅れは後遺症の残存にも密接に関連するため，早期の診断および適切な抗菌薬治療が極めて重要となる。細菌性髄膜炎は発症年齢により原因細菌が異なる。新生児は産道感染によって産道に常在する Streptococcus agalactiae（B群溶血性連鎖球菌：GBS）や Escherichia coli の分離頻度が高い。乳幼児〜成人では鼻腔，咽頭がおもな侵入門戸となり，Haemophilus influenzae type b や Streptococcus pneumoniae が原因細菌となる（表3.4.1）。また，免疫不全患者では Listeria monocytogenes や Pseudomonas aeruginosa，V-P（venticulo-peritoneal）シャント（脳室‐腹腔シャント）後の患者では頭皮に常在する Staphylococcus spp. が原因となる。検査実施時には年齢および基礎疾患などの患者背景を考慮のうえ，実施することが望ましい。本節では髄液微生物学検査の実際と最新の検査法について述べる。

2. 髄液微生物学検査の流れ

細菌性髄膜炎を疑った場合の髄液微生物学検査の流れを図3.4.1に示す。細菌性髄膜炎を疑う髄液検査所見として多形核球優位で細胞数が著明に増加する。これはウイルス性髄膜炎との鑑別に重要な所見である。また細菌の増殖に

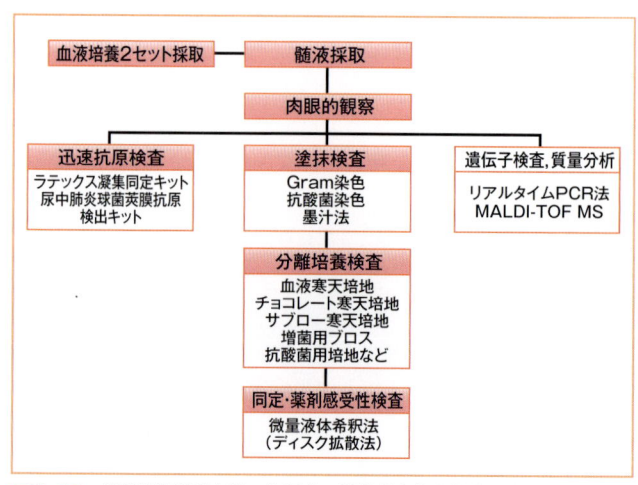

表 3.4.1 細菌性髄膜炎の年齢別起炎菌[1]

起炎菌	＜4か月	4か月〜5歳	6〜49歳	≧50歳
B群溶血性連鎖球菌 (S. agalactiae)	◎ 45〜50%	＜1%	＜1%	＜1%
大腸菌 (E. coli)	◎ 20〜25%	＜1%	＜1%	＜5%
その他腸内細菌 (Klebsiella spp. や Enterobacter spp. を含む)	○ 5〜10%	＜1%	＜1%	＜2%
リステリア菌 (L. monocytogenes)	1〜2%	＜2%	＜1%	＜1%
その他連鎖球菌	1〜3%	＜1%	＜2%	＜3%
緑膿菌 (P. aeruginosa) その他のブドウ糖非発酵菌	＜5%	＜1%	＜1%	＜5%
黄色ブドウ球菌 (S. aureus)	＜5%	＜1%	＜2%	5%
肺炎球菌 (S. pneumoniae)	○ 5〜10%	◎ 20〜25%	◎ 60〜65%	80%
インフルエンザ菌 (H. influenzae)	◎ 15〜20%	◎ 70〜72%	○ 5〜10%	＜5%
髄膜炎菌 (N. meningitidis)	1〜2%	1〜2%	＜5%	
その他の細菌，真菌 クリプトコッカスを含む	＜5%	＜5%	＜5%	10%

〔日本神経感染症学会：「細菌性髄膜炎の診療ガイドライン」, 54, 細菌性髄膜炎の診療ガイドライン作成委員会, 医学書院, 2007 より〕

図 3.4.1 細菌性髄膜炎を疑った場合の髄液微生物学検査の流れ

3.4 | 微生物学検査

伴い，髄液中の糖は減少し蛋白の増加を認める。細菌性髄膜炎では菌血症を伴うため，本疾患が疑われる場合は髄液培養検査と同時に血液培養検査も実施する。血液培養の詳細については本節の主旨から外れるので割愛する。髄液は滅菌容器に採取し，採取後は可能な限り迅速に検査を実施する。1時間以内に報告可能な迅速検査として塗抹検査および迅速抗原検査があり，これらは迅速性が求められる髄液微生物学検査としては最重要項目である。とくにグラム染色は菌種に限らず原因細菌の検出が可能であり，微生物検査室がない施設においても実施すべき検査項目である。微生物検査室がある施設では細菌培養同定検査・薬剤感受性検査を実施する。近年は髄液検体を直接用いた遺伝子検査や質量分析を実施し，迅速に菌種を決定するワークフローが報告されている[9〜14]。

👉 p.66〜67　4.1 中枢神経系感染症　症例3・4

3.4.2 塗抹検査

1.Gram 染色

Gram染色は一般細菌の形態および大きさを特徴づける最も基本的な染色法である。得られる情報は適切な抗菌薬の選択に重要な手がかりとなる。Gram染色はハッカーの変法，バーミー法，フェイバー法など複数の手技があり，各メーカーから試薬の購入が可能である。

髄液材料は検出感度を上げるために，髄液が1mL程度以上あれば1,500〜2,000 rpm 15分遠心を行い，上清は免疫学的な迅速抗原検査に，沈渣は塗抹検査および培養検査に供する。検査室にサイトスピンがある場合にはサイトスピンを用いて作製した標本を用いてもよい。標本乾燥は自然乾燥もしくはドライヤーの冷風で乾燥させる。グラム染色（ハッカーの変法）の手順と染色のポイントを図3.4.2に示す[2]。染色後の鏡検はまず弱拡大（100倍）にて炎症細胞の有無，次に油浸視野（1,000倍）にて菌体を確認する。Gram染色による原因細菌の検出限界は10^5 CFU/mLである。分離培養検査で陽性ならば感度は70〜90%だが，抗菌薬投与中の場合では40〜60%に低下する[3]。したがって，Gram染色が陰性であっても細菌性髄膜炎を否定できない。図3.4.3〜3.4.8に細菌性髄膜炎の代表的なGram染色所見を示す。S. pneumoniaeはグラム陽性双球菌であるが本菌の特性である自己融解によりグラム陰性を示すことがあるので注意が必要である（図3.4.4）。

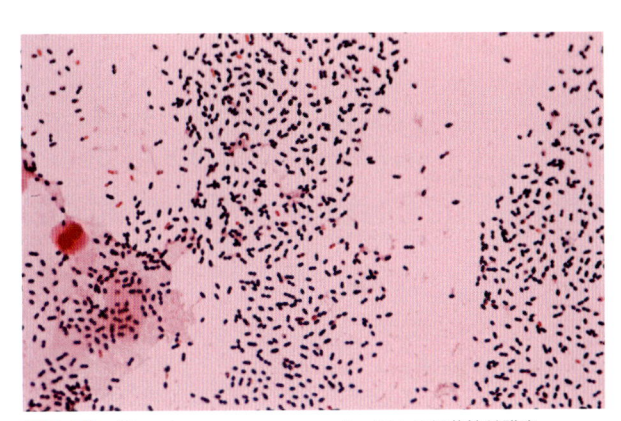

図3.4.3　*Streptococcus pneumoniae*による細菌性髄膜炎　100×　Gram 染色
グラム陽性の双球菌で菌体は楕円形。髄液中では莢膜が確認されることは少ない。

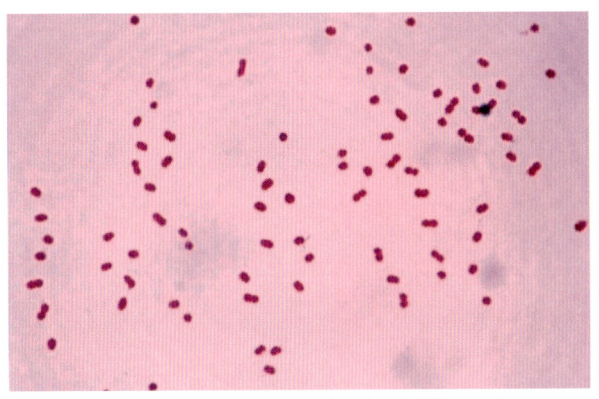

図3.4.4　*Streptococcus pneumoniae* 自己融解像　100×
自己融解によりグラム陰性を示すことがある。

👉 p.8　2.2.1 中枢神経系感染症の検査の進め方

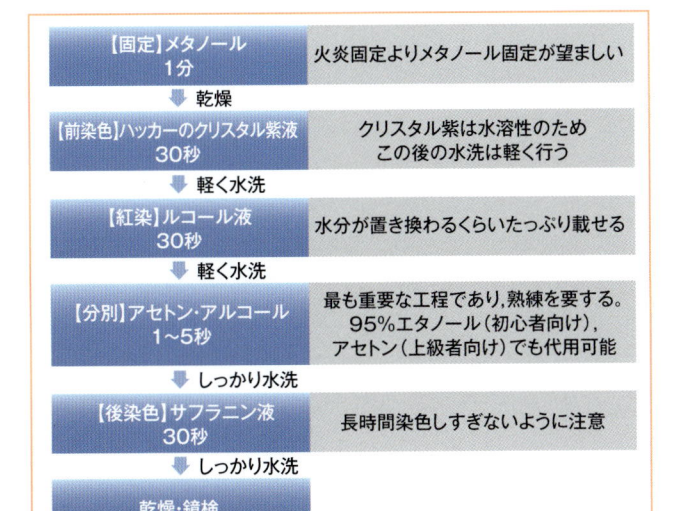

【固定】メタノール 1分 → 火炎固定よりメタノール固定が望ましい
↓ 乾燥
【前染色】ハッカーのクリスタル紫液 30秒 → クリスタル紫は水溶性のためこの後の水洗は軽く行う
↓ 軽く水洗
【紅染】ルゴール液 30秒 → 水分が置き換わるくらいたっぷり載せる
↓ 軽く水洗
【分別】アセトン・アルコール 1〜5秒 → 最も重要な工程であり，熟練を要する。95%エタノール（初心者向け），アセトン（上級者向け）でも代用可能
↓ しっかり水洗
【後染色】サフラニン液 30秒 → 長時間染色しすぎないように注意
↓ しっかり水洗
乾燥・鏡検

図3.4.2　Gram 染色（ハッカーの変法）の手順とそのコツ

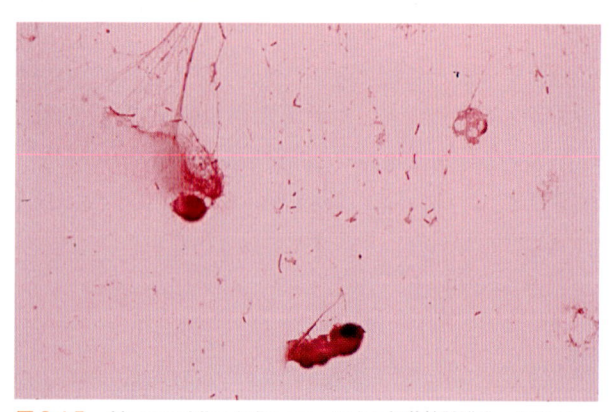

■ 3章　髄液検査法

図 3.4.5　*Haemophilus influenzae* による細菌性髄膜炎　100 ×　Gram 染色
グラム陰性の短桿菌。非常に小さい菌体が多く，見落としやすい。一部伸長する菌体を認める。

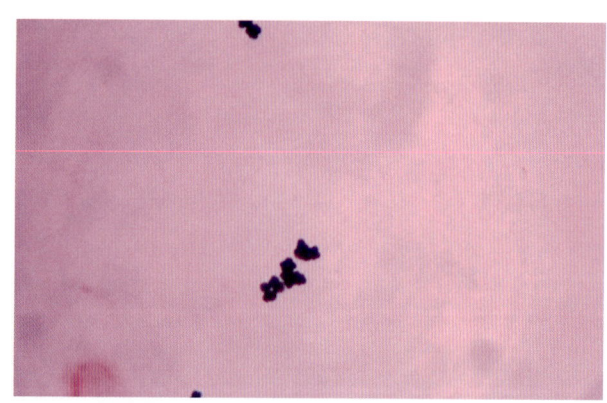

図 3.4.6　*Staphylococcus aureus* による細菌性髄膜炎　100 ×　Gram 染色
グラム陽性の球菌。クラスター（集塊状）を形成する。

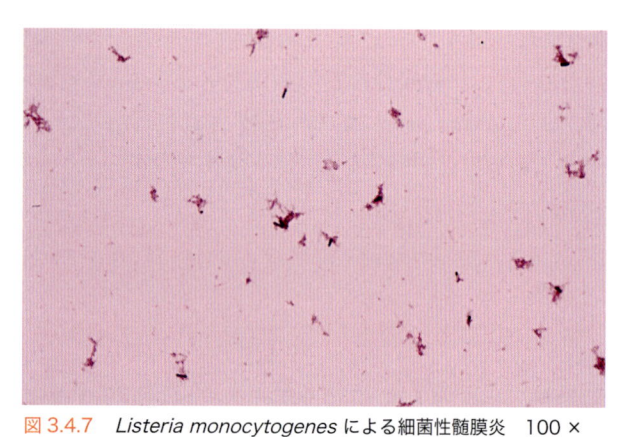

図 3.4.7　*Listeria monocytogenes* による細菌性髄膜炎　100 ×　Gram 染色
グラム陽性の短桿菌。菌体は細く，短い。しばしば Gram 染色性が不定となることがある。

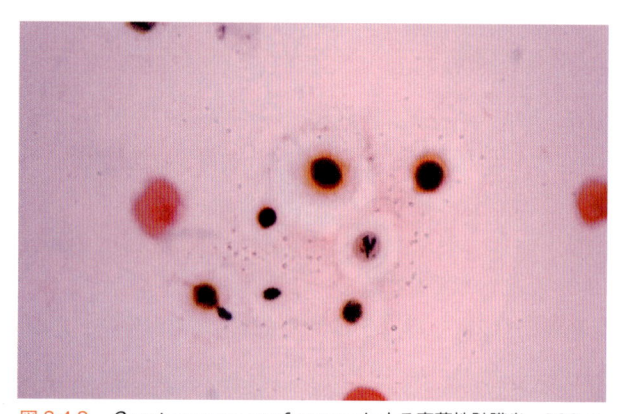

図 3.4.8　*Cryptococcus neoformans* による真菌性髄膜炎　100 ×　Gram 染色
酵母様真菌形態。*Candida* spp. より正円形を示し，菌周囲に莢膜構造が見られる。

● 2. 抗酸菌染色

　結核性髄膜炎を疑う場合に抗酸菌染色を実施する。抗酸性染色はZiehl-Neelsen染色やZiehl-Gabbet染色，蛍光染色（Auramine-rhodamine染色やAcridine orange染色）などの方法がある。後者は蛍光顕微鏡が必要であるが，前者よりも感度が高く，材料中に菌数が少ない場合の観察にはとくに有用である。ここではZiehl-Neelsen染色手順を図3.4.9に示す[2]。標本作製は前述したGram染色同様，遠心後の沈渣を用いる。鏡検は油浸視野（1,000倍）で赤色に染まる菌体を確認する（図3.4.10）。Ziehl-Neelsen染色による検出感度は58%と低く[4]，培養検査を必ず実施する。PCR検査も併用する場合があるが，鏡検と同様に検出感度は低い。

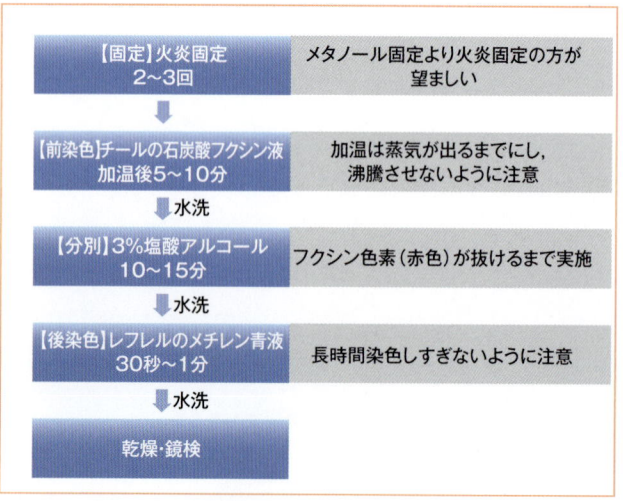

手順	コツ
【固定】火炎固定 2〜3回	メタノール固定より火炎固定の方が望ましい
【前染色】チールの石炭酸フクシン液 加温後5〜10分 → 水洗	加温は蒸気が出るまでにし，沸騰させないように注意
【分別】3%塩酸アルコール 10〜15分 → 水洗	フクシン色素（赤色）が抜けるまで実施
【後染色】レフレルのメチレン青液 30秒〜1分 → 水洗	長時間染色しすぎないように注意
乾燥・鏡検	

図 3.4.9　Ziehl-Neelsen 染色の手順とそのコツ

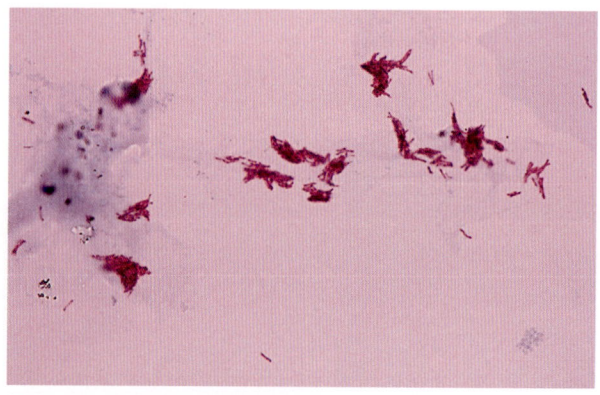

図 3.4.10　*Mycobacterium tuberculosis*　100 ×　Ziehl-Neelsen 染色

3.4 | 微生物学検査

● 3. 墨汁法

　クリプトコッカス髄膜炎を疑う場合は墨汁法を実施する。手順は沈渣を1白金耳（約10μL）と少量の墨汁をスライドガラス上で混和し，カバーガラスをかけ鏡検する。*Cryptococcus neoformans*の菌体および周囲の莢膜部分は染まらず透明に見え，背景は黒くなる（図3.4.11）。墨汁法による検出感度は56％である[5]。

☞ p.68　4.1 疾患と髄液細胞所見　症例5・6

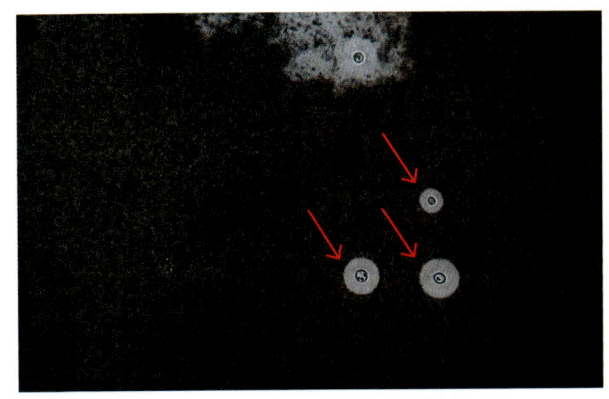

図3.4.11　*Cryptococcus neoformans*の墨汁法像　40×

3.4.3　迅速抗原検査

● 1. ラテックス凝集同定キット

　わが国ではPASTOREX™メニンジャイティスのみが市販されている。本製品はラテックス凝集法を原理とする莢膜多糖抗原検出試薬であり，30分以内に原因細菌の特定が可能な迅速診断試薬である。

　本製品に含まれるラテックス粒子は*H. influenzae* type b, *S. pneumoniae*（83の血清型），*S. agalactiae*, *Neisseria meningitidis*血清型A, *N. meningitidis*血清型B, *E. coli* K1抗原保有株, *N. meningitidis*血清型C, *N. meningitidis*血清型Y/W135の可溶性抗原にそれぞれ特異的な抗体が感作されている。検体中にこれら可溶性抗原が存在すると抗原抗体反応により凝集反応を示す。本製品は髄液以外に，胸水や尿，培養コロニーを用いることが可能である。操作手順および判定方法を図3.4.12に示す。本法による感度は70％であり[6]，Gram染色および培養検査の併用が必要である。本キットでは前述した菌種以外の原因細菌は検出できない。

【前処理】
検体が混濁していたり，赤血球が混入している場合は，350g, 5分間遠心して上清を採取する
①検体を100℃で3分間加熱
②3,000gで5分間遠心し，上清を採取

【操作】
①ラテックス試薬をよく混和し，反応カードの円内に1滴滴下する
②滅菌スポイトにて滴下したラテックス試薬の横に前処理した検体を1滴（40〜50μL）滴下する
③ラテックス試薬と検体を撹拌棒で混和する
④反応カードを静かに水平回転させ，10分後に凝集の有無を肉眼で観察する

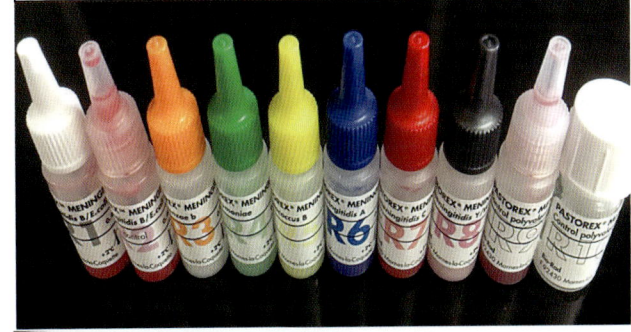

図3.4.12　PASTOREX™メニンジャイティスの操作手順と判定方法
右下の反応シートではStrep B（GBS）が凝集陽性となっている。

3章 髄液検査法

● 2. 脳脊髄膜炎起炎菌莢膜多糖抗原キット

わが国ではBinaxNOW®肺炎球菌が市販されている。本製品はもともと尿中の肺炎球菌莢膜抗原検出試薬として開発されたが、髄液材料を用いた有用性も報告され[7,8]、2013年に保険収載された。

本製品はイムノクロマト法に基づいた尿中または髄液中の肺炎球菌莢膜抗原検出試薬であり、約20分間で検出可能な迅速診断試薬である。操作手順および判定方法を図3.4.13に示す。ただし、共通抗原をもつ*Streptococcus mitis*が存在すると偽陽性を呈することがあるので注意が必要である。細菌性髄膜炎患者において尿材料を用いた本法による感度は57.1%と低いが、髄液材料を用いた場合は感度95.4%と高い[7]。また、抗菌薬がすでに投与された後の髄液では、Gram染色および培養検査での検出が困難となるが、本法は菌が死滅した場合でも検出が可能である[8]。

【操作】
① 尿検体または髄液検体に付属の綿棒を浸す
② 検体を採取した綿棒から余分な検体を除き、右パネルの2つある穴のうち下の穴に挿入する
③ 添加試薬3滴を綿棒を挿入した穴に垂直に滴下する
④ 綿棒に添加試薬が吸収されたのを確認し、右パネル右端の接着シールを剥がし左パネルと貼り合わせる
⑤ 判定窓がある面を上にして15分間静置後、ラインを観察する

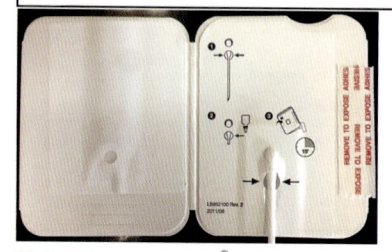

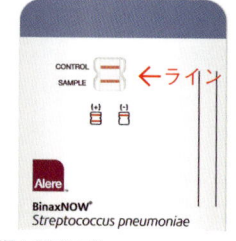

図 3.4.13　BinaxNOW® 肺炎球菌の操作手順と判定方法
右下の反応ラインは陽性反応を示す。

3.4.4　培養検査

髄液採取後は、原因細菌の死滅を防ぐため速やかに分離培養を実施する。検査実施までに時間を要する場合には室温で保存し、冷蔵しない[2]。これは*N. meningitidis*（髄膜炎菌）は低温で死滅するからである。培養は、遠心後の沈渣を用いて血液寒天培地、チョコレート寒天培地および増菌用ブロス（液状チオグリコレート培地など）に接種し、寒天培地は5%CO₂存在下にて培養する。通常、寒天培地は48時間、増菌用ブロスは1週間培養する。必要に応じて酵母様真菌用培地（サブロー寒天培地など）や嫌気培養用培地（ブルセラHK培地など）、抗酸菌用培地などを追加する。菌の発育を認めた場合には次に同定および薬剤感受性検査を実施する。同定および薬剤感受性検査については本書では割愛するので、成書を参考にされたい。

3.4.5　遺伝子検査

遺伝子検査は検出感度が高く、また迅速に原因細菌を特定可能なため自施設で検査可能な場合には非常に有用である。リアルタイムPCRは標的遺伝子の増幅と同時に遺伝子増幅をリアルタイムにモニターする方法である。30分〜1時間以内に増幅が完了し、また定量を行うことも可能である（図3.4.14）。また、Multiplex PCRでは複数の菌種を1アッセイで網羅的に検出することが可能である。細菌性髄膜炎を疑う際は、検出頻度の高い*S. pneumoniae*, *H. influenzae*, *S. agalactiae*および*N. meningitidis*を含むMultiplex PCRを実施する[9,10]。Multiplex PCR検査は*S. pneumoniae*で感度92%, *H. influenzae*で100%, *Neisseria* spp.で88%と良好な結果が報告されている[11]。他の手法として細菌全般に共通な配列である16S rRNAをターゲットとしたBroad-range PCRがある。遺伝子の増幅が確認されれば、シークエンスによって原因細菌の同定が可能であ

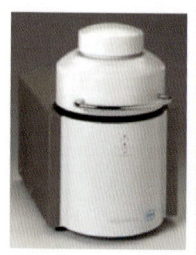

［画像提供：ロシュ・ダイアグノスティックス株式会社］

《迅速性・簡便性》
■ 空気を用いた高速温度サイクル
■ 熱伝導率を高めたガラスキャピラリー型容器を採用
　⇒20〜50秒/1cycle, 20〜40分/全PCR過程
■ 蛍光モニターでリアルタイムモニタリングが実現
　⇒融解曲線解析を用いることでTm値より目的産物が特定可能＝電気泳動が不要

《定量性》
■ 蛍光モニターでリアルタイムモニタリング実現
　⇒増幅産物の定量が可能

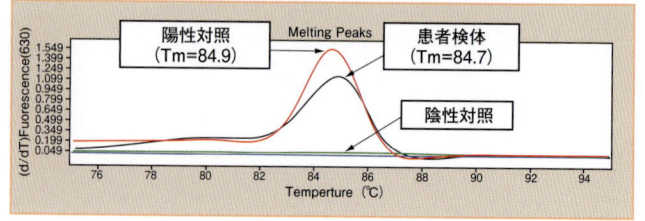

図 3.4.14　リアルタイム PCR機器 LightCycler® 2.0 (Roche社) の特徴

る[12]）。

　ウイルス性髄膜炎の診断にウイルス培養があるが，一般の検査室では困難であるため遺伝子検査はとくに有用である。とくに単純ヘルペスウイルス（herpes simplex virus；HSV）や水痘帯状疱疹ウイルス（varicella zoster virus；VZV）をターゲットとしたPCRは抗ウイルス薬投与に関する情報となるため臨床的有用性が高い。

3.4.6　質量分析

　近年，マトリックス支援レーザー脱離イオン化飛行時間型質量分析法（Matrix Assisted Laser Desorption/Ionization Time of Flight Mass Spectrometry；MALDI-TOF MS）を用いた微生物の新しい同定技術が大きな注目を浴びている。MALDI-TOF MSの原理を図3.4.15に示す。MALDI-TOF MSはわずか10分で分離菌株の同定を可能とする革新的な技術である。また，MALDI-TOF MSは菌種同定のみならず，臨床検体，とくに尿材料や髄液材料から直接菌種を同定するワークフローが報告されつつある[13,14]）。

MALDI-TOF MSは一般細菌だけでなく酵母様真菌も同定可能であるため本ワークフローが確立されることは細菌性髄膜炎だけでなく真菌性髄膜炎などの診断にも有用となる。しかし，現在のところ細菌性髄膜炎の主要原因細菌である*S. pneumoniae*の同定精度は低い。これは類縁のほかの*Streptococcus* spp.との識別ができないためである。また，直接分析には最低限$10^5 \sim 10^6$CFU/mL以上の菌量が必要であり，感度として問題がある。今後，さらなる研究が期待される。

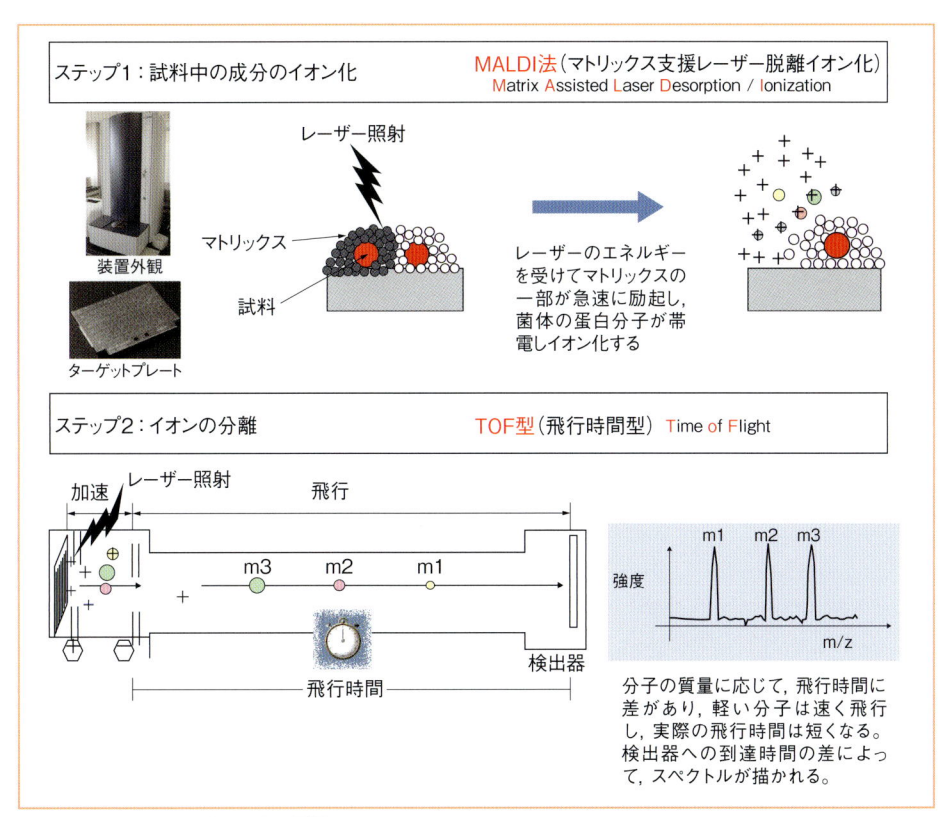

図3.4.15　MALDI-TOF MS の原理

Q　Gram染色がきちんと染まっているかはどう判断する？

A　初心者はスライドグラスの一端にグラム陽性菌（例：ブドウ球菌）とグラム陰性菌（例：大腸菌）を塗抹し，対照にするのが望ましい。微生物検査室がなく菌株が得られない施設では自身の唾液を塗抹するのもよい（抗菌薬投与のない唾液中にはグラム陽性および陰性菌が多数存在するため）。

3章 髄液検査法

Q 鏡検時にピントが合っているか判断するには？

A 髄液検体は成分が少ないため，ピントが合っているかどうかの判断が難しい検体である。検体を塗布する場所には硝子ペンなどで円を描き，その内側に検体を塗布する。ピントはまず硝子ペンで描いた円に合わせ，その後円の内側を見るようにすればミスが少ない。

Q Gram染色はどれくらいの視野を見る？

A 最低40視野を観察する。

Q Gram染色における細胞および細菌の量的表示は？

A 米国のAmerican Society for Microbiology（ASM）の表記に基づくとよい（表3.4.2）。

表3.4.2　ASMによるGram染色標本における細胞および細菌の量的表示

表示方法	細胞（×100）/視野	細菌（×1,000）/視野
1+	＜1	＜1
2+	1〜9	1〜5
3+	10〜25	6〜30
4+	＞25	＞30

［中村彰宏］

参考文献

1) 日本神経感染症学会：細菌性髄膜炎の診療ガイドライン，細菌性髄膜炎の診療ガイドライン作成委員会，医学書院，2007.
2) Garcia LS et al.：Clinical Microbiology Procedures Handbook, 2nd ed, ASM Press, 2007.
3) Gray LD, Fedorko DP："Laboratory diagnosis of bacterial meningitis", Clin Microbiol Rev, 1992；5：130-145.
4) Thwaites GE et al.："Improving the bacteriological diagnosis of tuberculous meningitis", J Clin Microbiol, 2004；42：378-379.
5) Dismukes WE, et al.："Treatment of Cryptococcal meningitis with combination amphotericin B and flucytosine for four as compared with six weeks", N Engl J Med, 1987；317：334-341.
6) Hayden RT, Frenkel LD："More laboratory testing：greater cost but not necessarily better", Pediatr Infect Dis J, 2000；19：290-292.
7) Samra Z et al.："Use of the NOW Streptococcus pneumoniae urinary antigen test in cerebrospinal fluid for rapid diagnosis of pneumococcal meningitis", Diagn Microbiol Infect Dis, 2003；45：237-240.
8) 稲見由起子，他：「髄液検体に対する肺炎球菌尿中抗原迅速検出キットの使用が診断上有用であった肺炎球菌性髄膜炎の1例」，小児感染免疫，2006；18：405-409.
9) Abdeldaim GM, et al.："Multiplex quantitative PCR for detection of lower respiratory tract infection and meningitis cause by Streptococcus pneumoniae, Haemophilus influenzae and Neisseria meningitides", BMC Microbiol, 2010；10：310.
10) Bergseng H, et al.："Real-time PCR targeting the sip gene for detection of group B Streptococcus colonization in pregnant women at delivery", J Med Microbiol, 2007；56：223-228.
11) Corless CE, et al.："Simultaneous detection of Neisseria meningitidis, Haemophilus influenzae, and Streptococcus pneumoniae in suspected cases of meningitis and septicemia using real-time PCR", J Clin Microbiol, 2001；39：1553-1558.
12) 大楠清文，江崎孝行：「感染症診断における遺伝子解析技術の適応」，日臨微生物誌，2008；18：163-176.
13) Ferreira L, et al.："Direct identification of urinary tract pathogens from urine samples by matrix-assisted laser desorption ionization-time of flight mass spectrometry", J Clin Microbiol, 2010；48：2110-2115.
14) Nyvang Hartmeyer G, et al.："Massspectrometry：pneumococcal meningitis verified and Brucella species identified in less than half an hour", Scand J Infect Dis, 2010；42：716-718.

3.5 その他の髄液検査

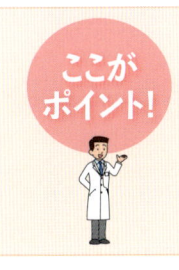

ここがポイント!
- 認知症の原因疾患を学ぶ。
- 認知症の補助診断として髄液中バイオマーカーの研究が進んでいる。

　高齢化社会が進むなか，認知症有病者数も増加傾向を示し社会的問題となっている。認知症はその原因となる疾患や症状がさまざまであり，最も多いのは神経細胞の異常で起こるアルツハイマー病（Alzheimer's disease；AD）で全認知症疾患の約半数を占めている。続いて多いのが脳梗塞，脳出血などの脳の血管異常が原因で起こる血管性認知症となっている。その他感染症に伴うものや内分泌・代謝障害，代謝疾患・欠乏症，その他の認知症などがある（**表 3.5.1**）[1,2]。

　近年，認知症の補助診断として髄液検査が用いられている。髄液中にADの特徴的な病理像を反映する脳アミロイドと神経原線維変化の主成分であるアミロイドベータ蛋白（amyloid β protein；Aβ）とタウ蛋白が存在していることから，これらの成分測定はADのサロゲートマーカーになり得る可能性が報告されている。また，これらの蛋白は軽度認知障害（mild cognitive impairment；MCI）の段階から80〜90％の確率でADと診断できることから予測因子としても注目されている。

表 3.5.1　認知症の原因疾患の分類

1. 変性疾患	Alzheimer 病	4. 内分泌・代謝障害	甲状腺機能低下症
	Lewy 小体型認知症		下垂体機能低下症
	前頭側頭葉変性症	5. 代謝疾患・欠乏症	肝性脳症
	Perkinson 病		低血糖症
	進行性核上性麻痺		アルコール脳症
	筋萎縮性側索硬化症（ALS）		薬物中毒
	皮質基底核変性症		ビタミン B_1 欠乏症
	Huntington 病		ビタミン B_{12} 欠乏症
	嗜銀顆粒性認知症		ペラグラ
	神経原線維変化型老年期認知症	6. その他の認知症	正常圧水頭症
	石灰沈着を伴うびまん性神経原線維変化		頭部外傷
2. 血管性認知症（VaD）	多発梗塞性認知症		脳腫瘍
	小血管病変性認知症		慢性硬膜下血腫
	低灌流性 VaD		多発性硬化症
	脳出血性 VaD		神経 Behçet 病
	慢性硬膜下血腫		海馬硬化症
3. 感染症	Creutzfeldt-Jakob 病		
	亜急性硬化性全脳炎		
	進行性多巣性白質脳症		
	ヘルペス脳炎		
	脳膿瘍		
	進行麻痺		
	その他の脳炎		

〔①石塚直樹，他：「認知症の分類と診断の概略」，臨床検査，2012；56：15，②日本神経学会（監），認知症疾患治療ガイドライン作成合同委員会（編）：「認知症の定義，概容，経過，疫学」，認知症疾患治療ガイドライン2010，5，医学書院，2010 より改変。〕

> **検査室ノート　4大認知症**
>
> **①アルツハイマー病**
> 全認知症の半分以上を占める代表的な疾患。記憶障害に始まり病状が進むと行動異常・精神症状で，妄想，焦燥，不穏，うつなどの症状が見られる。さらに重度になると運動機能に支障をきたし失禁が現れ，衰弱が進む疾患。
>
> **②血管性認知症**
> 認知症状が見られその背景に脳血管疾患があり，この認知症状態と脳血管疾患発症との間に時間的関連性が認められる疾患。
>
> **③Lewy小体型認知症**
> 病初期には記憶障害よりも注意障害や構成障害などが目立ち，幻視や錯乱状態を呈したり，方向感覚の低下も見られる。睡眠異常および歩行障害と動作緩慢があり，姿勢障害や失神も多い疾患。
>
> **④前頭側頭葉変性症**
> 病初期には特徴的な人格変化，情動面の変化，病識の欠如や判断力の低下が見られる。病状が進むと失語が目立ち，定刻に同じ場所を回り歩く「周徊」も特徴的な疾患。
> 以上の4疾患が4大認知症とされている。

3.5.1　アルツハイマー病と髄液中バイオマーカー（Aβ40，Aβ42，t-tau，p-tau，Aβオリゴマー）

　アルツハイマー病（AD）は認知症患者のうち約半数を占める老人性認知症の最大要因であり，進行性で不可逆的な神経変性症である。ADの診断ではAβと総タウ蛋白（total tau protein；t-tau）あるいはリン酸化タウ蛋白（phosphorylated tau protein；p-tau）が髄液中のバイオマーカーとして高く評価されている。ADでは脳の組織学的変化に老人斑の形成と神経原線維変化を特徴とする。老人斑は脳の神経細胞の外側にAβという蛋白が蓄積凝集したもので，蓄積したAβがシナプスの情報伝達系を阻害し，記憶障害をもたらすと考えられている。また，神経原線維変化は細胞内でタウ蛋白（分子量約5万の神経軸索内の微小管結合蛋白）がリン酸化されて神経細胞の軸索に凝集し，神経細胞を破壊して死滅させるとされている（アミロイドカスケード仮説）[3]。

　Aβは40アミノ酸からなるAβ40と42アミノ酸のAβ42があるが，ADでは老人斑形成に伴い凝集性の高いAβ42が先行して沈着することから，髄液中のAβ42は有意に減少し，Aβ40は逆に増加する。病気の進行に伴ってその差に開きが出てくるため両Aβの差を確認することでより正確な診断が可能となる。Aβ40，Aβ42の測定には免疫生物研究所，Wako社，Innogenetics社のELISA（enzyme-linked immunosorbent assay）キットが市販されている[4]。

　次に，タウ蛋白は神経原線維変化の主要構成成分で，t-tauとp-tauは神経変性に伴って髄液中で増加するため，脳内の神経変性を反映する重要な指標となる。ただ，ADに特有なのはp-tauで，とくにセリン199のリン酸化部位を検出するものでは感度，特異度ともに80％を超える結果も示しており，健常者と比較し，3倍以上の増加が見られるときはADの疑いが高いと判断される。セリン199以外のリン酸化部位，スレオニン181，スレオニン231などもほぼ同様の結果を示し単独マーカーとしては有用とされる[5]。t-tauは脳梗塞などが原因で脳の神経細胞が破壊された場合でも上昇するためAD特有のバイオマーカーとはいえない。Aβ42とAβ40の比やt-tau，p-tauなどのバイオマーカーを複合的に判断することによって感度・特異度が上がることが知られていることから複数の指標を参考に鑑別することが重要である。t-tauとp-tauの測定にはInnogenetics社のELISAキットがある。最近ではInnogenetics社からAβ42，t-tau，p-tau181を同時に測定するキット，INNO-BIA AlzBio3も市販[3]されており，微量試料での測定も可能となってきている。

　近年，AD発症機構においてADの認知機能障害の程度が老人斑の密度と相関しないことや，神経毒性を有する線維化に要求されるAβ濃度が生理的な濃度より高いことに

より，ADにおける神経細胞障害は沈着した不溶性Aβ線維ではなく可溶性のAβオリゴマーによって惹起されているという考え方（オリゴマー仮説）[5]が唱えられている。髄液中Aβオリゴマーは今後，ADの病態を反映した新規の診断および重症度判定のバイオマーカーとして期待されている。

これらバイオマーカー測定の注意点として髄液はガラスやプラスチックの試験管で保存すると蛋白が管壁に吸着され，測定値がやや低めに測定されるため，ポリプロピレンの試験管で保存するのが望ましい。試験管にはリン酸の離脱を防ぐためEDTAを加え，直ちに遠心し上清を−80℃で保存する[4]。

髄液中バイオマーカーの測定はMCIの段階で早期診断し積極的に治療を開始することでADへの移行を阻止できるとされており，非常に有効なマーカーと考えられている。

検査室ノート　Aβオリゴマーと，その性質

① Aβの複数分子から構成されている
② 可溶性蛋白である
③ 記憶力の長期増強（シナプスがしっかりと結合して脳内ホルモンの伝達効率が上昇すること）のようなシナプス機能を障害する活性がある
④ 電子顕微鏡でアミロイド線維が観察されない
⑤ 空間認知能力を障害する臨床症状を引き起こす

3.5.2　その他の認知症と髄液中バイオマーカー

1. パーキンソン病のバイオマーカー（α-syn，DJ-1）

パーキンソン病（Parkinson disease；PD）はおもに安静時振戦（手足のふるえ），筋固縮（筋肉が硬くなる），無動（動きが遅くなる），姿勢反射障害（体のバランスが悪くなる）などのいわゆるパーキンソン症状といわれる運動症状を主徴とし，病理学的にはおもに脳幹部におけるα-シヌクレイン（α-synuclein；α-syn）を主要構成成分とする細胞内封入体（Lewy小体）の出現を特徴とする疾患である。α-synはその蓄積からPDのバイオマーカーとして最も期待されている。ヒト髄液中α-synの定量は笠井ら（2006）が行った報告が最初であり，対照群と比較してPD患者では重症度が増すほど髄液α-syn濃度が低下することを示した[7]。α-synは赤血球中に大量に含まれていることから，採取時の血液混入によって増加するためリン酸化α-synの測定も検討されている。その他にも髄液中のα-synは単量体および可溶性オリゴマーとして存在していると考えられているが，これまでの報告では使用されている抗α-syn抗体がそれぞれ異なっており，α-synオリゴマーの検出率に一貫性がないことが問題視されている。しかしながら髄液α-synオリゴマーはPDにおけるバイオマーカーとしての有用性は高いと考えられている。また，CSFDJ-1はα-synと同様に家族性PD：*park7*の原因遺伝子がコードしている酸化ストレス関連蛋白である[7]。これもPDにおけるバイオマーカーとしての可能性が検討されている。

2. 筋萎縮性側索硬化症のバイオマーカー（TDP-43，pNF-H，シスタチンC）

筋萎縮性側索硬化症（amyotrophic lateral sclerosis；ALS）は進行性の筋力低下を特徴とし，病理的には上位および下位運動ニューロンを系統的に侵す変性疾患で，大脳皮質運動領野Betz細胞，錐体路，下部脳幹の運動性脳神経核および脊髄前角細胞の変性脱落を特徴とする疾患である。

現在TDP-43，pNF-H，シスタチン（cystatin）Cの3つがバイオマーカー候補蛋白として研究されている。TAR DNA-binding protein of 43kDa（TDP-43）は414のアミノ酸からなり，多くの組織，細胞で恒常的に発現するRNA結合蛋白である[8]。ニューロフィラメント（neurofilament；NF）は神経の軸索に多く存在する直径10nmのフィラメントであり，主要サブユニットの1つNF-H（heavy）のリン酸化したものがpNF-H（phosphorylated neurofilament heavy chain）である。シスタチンCは髄液中に多く存在している分泌蛋白である。

3. Creutzfeldt-Jakob 病のバイオマーカー (14-3-3 蛋白，t-tau，NSE，S100b)

Creutzfeldt-Jakob病（CJD）はプリオン蛋白が感染性をもつ異常型蛋白に変換することによって中枢神経内に蓄積し，脳神経細胞の機能を障害し死に至る疾患群で，伝播性海綿状脳症ともいわれるプリオン病の1つである。動物ではヒツジのスクレーピー，ウシの牛海綿状脳症（bovine spongiform encephalopathy；BSE），シカの慢性消耗病などが存在するが，これらは人獣共通感染症[9]であり，変異型CJDはBSE罹患牛からヒトへ感染したものと考えられている。ヒトのプリオン病は孤発性，感染性，遺伝性の3つに大別されている。その8割は孤発性である。CJD患者における髄液中バイオマーカーとしては14-3-3蛋白，t-tau，NSE，S100bの4つが研究中である。14-3-3蛋白は分子量約28kDaの二量体蛋白で，7種のアイソマーとしてβ，γ，ε，ζ，η，σ，τが存在し，それぞれ細胞内でのシグナル伝達に関与している[11]。神経特異エノラーゼ（neuron-specific enolase；NSE）は神経細胞に存在する解糖系酵素である。S100bはアストロサイトに特異的に発現するカルシウム結合蛋白である。

3.5.3 まとめ

認知症や認知症様症状をきたす病態には中枢神経系疾患のみならず種々の疾患が含まれる。

これらの疾患鑑別には詳細な神経診察に加え画像検査や生理検査も重要であるが，より早期発見するためにも髄液中バイオマーカーなどを用いて診断，鑑別していくことが重要となってくる。しかしながらいずれのバイオマーカー分子も単独診断レベルには達しておらず，これからの疾患バイオマーカーの開発研究が一層進むことが望まれる。

また，認知症や中枢神経系感染症関連の項目以外にも髄液検体を用いて検査される項目（表3.5.2）[12〜15]が多くあり，疾患との関連性について認識しておく必要がある。

表3.5.2 髄液検体を使用した検査項目と測定法
1. 検査項目

検査項目	必要量(mL)	保存	検査方法	基準範囲	単位	関連疾患・その他
オリゴクローナルバンド	0.8	冷蔵	等電点電気泳動法	陰性：バンド数0〜1		血清とペアで
	0.5	冷蔵	アガロースゲル電気泳動法	検出せず		脱髄性疾患〔多発性硬化症（MS）など〕，中枢神経系感染症（ウイルス性脳炎，急性無菌性髄膜炎，神経梅毒，急性特発性多発神経炎，ギラン・バレー症候群）
IgG index	0.7	冷蔵	TIA/ネフェロメトリー法	0.73以下		多発性硬化症（MS）
ミエリンベーシック蛋白	0.5	凍結	EIA法	102.0以下		多発性硬化症（MS）
RPR法半定量	0.3	冷蔵	凝集反応			神経梅毒
TP抗体/半定量	0.2	冷蔵	PA法			神経梅毒
FTA-ABS	0.3	冷蔵	FA法	(−)		神経梅毒
オウム病クラミジア抗体	0.5	冷蔵	CF法	1倍未満		オウム病感染症（オウム病クラミジアによる人獣共通感染症）
B群溶連菌迅速試験	1.0	凍結	ラテックス凝集法	(−)		細菌性髄膜炎
肺炎球菌迅速試験	1.0	凍結	ラテックス凝集法	(−)		細菌性髄膜炎
髄膜炎菌迅速試験	1.0	凍結	ラテックス凝集法	(−)		細菌性髄膜炎
インフルエンザ菌(b型)(Hib)迅速試験	1.0	凍結	ラテックス凝集法	(−)		細菌性髄膜炎
マイコプラズマ抗体半定量/PA	0.4	冷蔵	PA法	4倍未満		ギラン・バレー症候群，紅斑丘疹性発疹症，マイコプラズマ肺炎，関節炎
マイコプラズマ抗体半定量/CF	0.5	冷蔵	CF法	1倍未満		
クリプトコッカス・ネオフォルマンス抗原	0.8	冷蔵	ラテックス凝集法	(−)		真菌性髄膜炎
単純ヘルペスウイルス/IgG/EIA	0.7	冷蔵	EIA法	(−)		単純ヘルペス感染症
ウイルス分離	2.0	冷蔵	分離培養法	(−)		
ウイルス抗原検査						
エンテロウイルスRNA	1.0	凍結	RT-PCR	(−)		
日本脳炎ウイルスRNA	1.0	凍結	RT-PCR	(−)		
ムンプスウイルスRNA	1.0	凍結	RT-PCR	(−)		
麻疹ウイルスRNA	1.0	凍結	RT-PCR	(−)		
インフルエンザウイルスRNA	1.0	凍結	RT-PCR	(−)		
水痘・帯状ヘルペスウイルスDNA	1.0	凍結	PCR	(−)		
単純ヘルペスDNA	1.0	凍結	PCR	(−)		
ヒトヘルペスウイルス6型DNA	1.0	凍結	PCR	(−)		
ヒトヘルペスウイルス7型DNA	1.0	凍結	PCR	(−)		

3.5 | その他の髄液検査

表 3.5.2　髄液検体を使用した検査項目と測定法（つづき）

検査項目	必要量(mL)	保存	検査方法	基準範囲	単位	関連疾患・その他
サイトメガロウイルス DNA	1.0	凍結	PCR	（－）		
EB ウイルス DNA	1.0	凍結	PCR	（－）		
HTLV-1 抗体半定量/PA	0.4	冷蔵	PA 法	4倍未満		HTLV-1 関連脊髄症（HTLV-1-associated myelopathy；HAM）はヒト T 細胞白血病ウイルスの感染者の一部に発症する慢性進行性の痙性脊髄麻痺を特徴とする神経難病である
HTLV-1 抗体	0.5	冷蔵	CLIA 法	（－）		
HTLV-1 抗体/WB	0.2	冷蔵	ウエスタンブロット法			
HTLV-1 抗体/蛍光抗体法	0.4	冷蔵	蛍光抗体法	1倍未満		
ピルビン酸	1.0		酵素法	0.63～0.77	mg/dL	ミトコンドリア病
乳酸	1.0		酸化発色法	13.7～20.5	mg/dL	ミトコンドリア病
β2-マイクログロブリン	1.0	冷蔵	ラテックス凝集免疫比濁法	0.44～1.24	mg/L	悪性リンパ腫
CEA	1.0		ECLIA 法			癌性髄膜炎
AFP	1.0		ECLIA 法	（－）		悪性胚細胞腫瘍
RI 自己抗体	2.5	凍結	ウエスタンブロット法	（－）		ミオクローヌス，乳癌，肺小細胞癌
HU 自己抗体	2.5	凍結	ELISA 法	（－）		肺小細胞癌
YO 自己抗体	2.5	凍結	ウエスタンブロット法	（－）		腫瘍随伴性小脳変性症，乳癌，婦人科系癌，卵巣癌
カテコールアミン3分画	1.5	凍結	HPLC 法			高値：褐色細胞腫
ドーパミン	1.5	凍結	HPLC 法			高値：褐色細胞腫・神経芽細胞腫 低値：パーキンソン病
HVA	1.5	凍結	HPLC 法			高値：褐色細胞腫・神経芽細胞腫 低値：アルツハイマー病・パーキンソン病
5-HIAA	1.5	凍結	HPLC 法			高値：カルチノイド症候群・ダンピング症候群 低値：アルツハイマー病・パーキンソン病
γ-アミノ酪酸（GABA）	1.0	凍結	HPLC 法			高値：肝性脳症 低値：アルツハイマー病・パーキンソン病
MHPG	2	凍結	HPLC 法	8～43	ng/mL	アルツハイマー病，うつ病（低値）
タウ蛋白	0.3	凍結（－20℃以下）	EIA		pg/mL	アルツハイマー病
リン酸化タウ蛋白	0.3	凍結（－20℃以下）	EIA		pg/mL	アルツハイマー病
アミロイドβ（1-40）	0.3	凍結（－20℃以下）	EIA		pg/mL	アルツハイマー病
アミロイドβ（1-42）	0.3	凍結（－20℃以下）	EIA		pg/mL	アルツハイマー病
アミロイドβオリゴマー			ELISA 法			アルツハイマー病
14-3-3 蛋白	0.5	凍結	RT-QUIC 法			アルツハイマー病・クロイツフェルト・ヤコブ病
α-シヌクレイン		冷蔵	ELISA 法			アルツハイマー病・パーキンソン病・レビー小体型認知症
S100b		凍結（－4℃）	ELISA 法		pg/mL	クロイツフェルト・ヤコブ病・プリオン病
NSE		凍結	ELISA 法		ng/mL	クロイツフェルト・ヤコブ病・プリオン病

2. 測定法

測定法	測定原理
等電点電気泳動法	等電点電気泳動は，蛋白の等電点の違いを利用して分離し，目的蛋白の等電点測定や分析を行う泳動手法
ネフェロメトリー法	液体中で抗原と抗体を反応させてできる免疫複合体粒子を一定の光を照射して生じた散乱光を一定の角度で測定する方法
ELISA 法（抗原系）	競合法：抗体を固相化したマイクロカップに検体と酵素標識抗原を添加し，抗原抗体反応をさせる。洗浄後，酵素基質と反応，発色させ，吸光度を測定して検体中の抗原量を測定する
	サンドイッチ法：抗体を固相化したマイクロカップに検体を添加し，抗原抗体反応をさせ，さらに酵素標識抗体を添加し，抗原抗体反応をさせる。洗浄後，酵素基質と反応，発色させ，吸光度を測定して検体中の抗原量を測定する
ELISA 法（抗体系）	抗体測定系：抗原を固相化したマイクロカップに検体を添加し，抗原抗体反応（一次反応）をさせる。洗浄後，酵素標識抗体（抗ヒト免疫グロブリン）を添加して反応（二次反応）させ，抗原・抗体・酵素標識抗体の複合物を形成させる。再び洗浄後，酵素基質と反応，発色させ，吸光度を測定して検体中の抗原量を測定する
凝集反応	抗原と抗体を反応させ，凝集を形成させる方法
PA 法（ゼラチン粒子凝集法）	特異抗原を結合させたゼラチン粒子が抗体の存在によって凝集することを目視などで確認する方法
FA 法（蛍光抗体法）	蛍光色素で標識した抗体（抗原）を用いて，細胞にある抗原（抗体）の所在を確認し，微生物感染を調べる方法
CF 法（補体結合試験）	抗原抗体複合物が補体と結合するという現象を利用した抗体測定法
ラテックス凝集法	抗原（抗体）をラテックス粒子に固相化し，抗原（抗体）存在下でラテックス粒子を凝集させる方法
分離培養法	複数の種類の中から単一の種類の微生物を分離・培養すること
PCR	DNA の特定の部位だけを増幅する方法
RT-PCR	RNA を鋳型とした逆転写を行い，生成された cDNA に対して PCR を行う方法
CLIA 法（酵素免疫測定法）	酵素蛋白と結合させた抗体を利用し抗原の定量検出を行う方法
ウエスタンブロット法	電気泳動の分離能と抗原抗体反応の高い特異性を組み合わせて，蛋白混合物から特定の蛋白を検出する方法。髄液検査では微生物抗原を分子サイズで分離し，微生物特異的な抗体が存在することを確認する方法として用いられる
ECLIA 法（電気化学発光免疫測定法）	電気化学連続発光によって標的物質を最適感度で測定する方法
HPLC 法（高速液体クロマトグラフィー法）	試料を溶かした移動相の流れに乗せて固定相を通過させ，通過する速度の違いを利用して成分を分離する方法
RT-QUIC 法	異常型プリオン蛋白試験管内増幅法
アガロースゲル電気泳動	アガロースゲルを担体に用いる電気泳動で，おもに高分子核酸の分離に用いる
TIA（免疫比濁法）	検体中の測定に対応する抗体を加えると，抗原抗体複合物が生成され混濁を生じる。この濁度は被検物質の抗原量と相関するため吸光度を測定し既知濃度標準物質により作成された検量線により濃度を測定する

3章 髄液検査法

表 3.5.2 髄液検体を使用した検査項目と測定法（つづき）

測定法	測定原理
EIA（酵素免疫測定法）	抗原または抗体に被検検体を反応させた抗原抗体複合物に酵素標識抗体を加え反応させた後，その酵素に対する基質を添加し発色させ，その吸光度により比色定量する
酵素法	検体中の測定対象物質に反応する特定の酵素を用いて，特異的に測定する方法
酸化発色	乳酸に乳酸オキシダーゼを反応させることにより生ずる過酸化水素を4-アミノアンチピリン，パーオキシダーゼ系で測定する方法

3. 検査項目と測定法に用いた略語一覧

RPR	rapid plasma reagin	
TP	*Treponema pallidum*	
FTA-ABS	fluorescent treponemal antibody-absorption	梅毒トレポネーマ蛍光抗体吸収試験
CEA	carcinoembryonic antigen	癌胎児性抗原
HVA	homovanillic acid	ホモバニリン酸
5-HIAA	5-hydroxyindole acetic acid	5-ハイドロキシインドール酢酸
MHPG	3-methoxy-4-hydroxyphenye glycol	3-メトキシ-4-ハイドロキシフェニルエチレングリコール
NSE	neuron-specific enolase	神経特異エノラーゼ
ELISA	enzyme-linked immunosorbent assay	
PA法	particle agglutination method	
FA法	fluorescent antibody technique	
CF法	complement fixation test	
PCR	polymerase chain reaction	
RT-PCR	reverse transcription PCR	逆転写PCR
CLIA	chemiluminescent immunoassay	化学発光免疫測定法
ECLIA	electrochemiluminescence immunoassay	電気化学発光免疫測定法
HPLC	high performance liquid chromatography	高速液体クロマトグラフィー
RT-QUIC	real-time quaking-induced conversion	異常型プリオン蛋白高感度増幅法

［山下美香］

📖 参考文献

1) 石塚直樹，他：「認知症の分類と診断の概略」，臨床検査，2012；56：13-21．
2) 日本神経学会（監），認知症疾患治療ガイドライン作成合同委員会（編）：認知症疾患治療ガイドライン2010．第1章認知症の定義，概容，経過，疫学．
3) 東海林幹夫：「脳脊髄液・血液バイオマーカーの現状と今後の課題」，スプリングマインド，2011；6：2-5．
4) 谷口美也子，浦上克哉：「認知症の生化学的検査」，臨床検査，2012；56：41-45．
5) 鑑別診断に有用な生物学的診断マーカー，髄液検査，Mindsガイドラインセンター．
6) 玉岡 晃：「Aβオリゴマーの病因性と検査」，臨床検査，2012；56：57-62．
7) 笠井高士，徳田隆彦：「神経変性疾患の診断バイオマーカーの進歩」，日内会誌，2012；101：3247-3255．
8) Watanabe S et al.: "Accelerated disease onset with stabilized familial Amyotrophic Lateral Sclerosis (ALS)-linked TDP-43 mutations," J Biol Chem, 2013; 288: 3641-3654.
9) 水澤英洋：「プリオン病―わが国の現状と最近の進歩」，臨床神経学，2008；48：861-865．
10) 株式会社エスアールエル　検査項目リファレンス．
11) 株式会社免疫生物研究所　Human Amyloid β (1-38) (FL) Assay Kit-IBL.
12) 株式会社ビー・エム・エル　検査案内データベース．
13) 株式会社LSIメディエンス　検査のご案内．
14) 横浜市立大学付属病院　臨床検査部・輸血細胞治療部：臨床検査基準値一覧．
15) バイオベンダーラボトリー　Human S100B ELISA Kit.

4章 疾患と髄液細胞所見

章目次

4.1：中枢神経系感染症 …………… 64
　4.1.1　ウイルス性髄膜炎
　4.1.2　細菌性髄膜炎
　4.1.3　クリプトコッカス髄膜炎
　4.1.4　好酸球性髄膜炎
　4.1.5　原発性アメーバ性髄膜脳炎
　4.1.6　結核性髄膜炎
　4.1.7　神経梅毒
　4.1.8　脳炎，髄膜脳炎

4.2：無菌性髄膜反応 ……………… 72

4.3：腫瘍性疾患 …………………… 75
　4.3.1　はじめに
　4.3.2　腫瘍細胞の形態的特徴
　4.3.3　原発性脳腫瘍
　4.3.4　転移性腫瘍

4.4：各種中枢神経系疾患における
　　 髄液所見の比較 ……………… 86

4.5：その他の病態と髄液細胞所見 …… 87
　4.5.1　ギラン・バレー症候群
　4.5.2　HTLV-I関連脊髄症（HAM）
　4.5.3　多発性硬化症（MS）
　4.5.4　脳ヘルニア

4.6：医原性細胞（髄液採取時の混入）…… 89
　4.6.1　皮膚の重層扁平上皮細胞
　4.6.2　椎体軟骨細胞
　4.6.3　赤血球
　4.6.4　赤芽球
　4.6.5　骨髄細胞
　4.6.6　脳室ドレナージ髄液に見られる医原性細胞所見

SUMMARY

　髄液中の細胞形態は中枢神経系の病態をよく反映する。たとえば，髄膜炎や脳炎に代表される中枢神経系感染症では，その原因となる病原微生物の種類によって増加する細胞が異なっており，病原微生物そのものを標本上に観察できることも稀ではない。髄液細胞の変化は感染症に限るものではなく，くも膜下出血では単球や組織球の増加を認め，さらに組織球内に赤血球やヘモジデリンの貪食を観察できれば髄液腔での出血を反映する重要な所見となる。また，腫瘍性疾患では原発性脳腫瘍細胞を髄液中に認めることもあるし，転移性腫瘍では髄液中に予期せず異型細胞を認め，これにより診断が明らかになることもある。白血病や悪性リンパ腫の髄膜浸潤では，髄液中にいかに早期に病的細胞を検出できるかが治療を行ううえで重要となる。日常の髄液検査では，これらの髄液細胞の変化をまず計算盤上で認識することに始まるが，前述のように計算盤での細胞形態の観察には限界があり，細胞塗抹標本を作製し詳細な検索を行う。

4.1 中枢神経系感染症

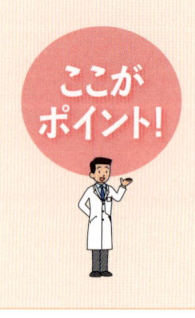

ここがポイント！

- 中枢神経系感染症は髄膜炎，脳炎に代表され，原因となる微生物の種類によってウイルス性，細菌性，結核性，真菌性，寄生虫性，アメーバ性などに分類される。
- これらはそれぞれに重症度，予後が異なり，未治療で軽快するものから，わずか10日ほどで死への転帰をたどるものまでさまざまである。それだけに，いかに早期に診断し的確な治療を行うかが患者予後を大きく左右する。
- 髄液細胞所見は各種神経系感染症の病態をよく反映するが，さらに細胞塗抹標本上に病原微生物を検出できればそれが治療のための重要な情報源となる。

4.1.1 ウイルス性髄膜炎（viral meningitis）

すべての髄膜炎，脳炎の7割以上を占め，通常は良好な経過をたどる。病因はエコー，コクサッキーなどのエンテロウイルスによるものが8割以上を占め，ほかにムンプス，麻疹，風疹，日本脳炎，単純ヘルペス，帯状ヘルペス，サイトメガロウイルスなどによるものがある[1]。

症例1　ウイルス性髄膜炎（典型例）

- 患者：17歳　女性
  頭部から首筋にかけての強い痛みと嘔気を主訴とし来院。髄膜刺激徴候を認め，腰椎穿刺による髄液採取を行った。
  髄液検査所見：細胞数172/μL（単核球77%：多形核球23%），髄液蛋白58mg/dL，髄液糖61mg/dL（血糖92mg/dL），後のウイルス同定によりエコーウイルス30型を検出。

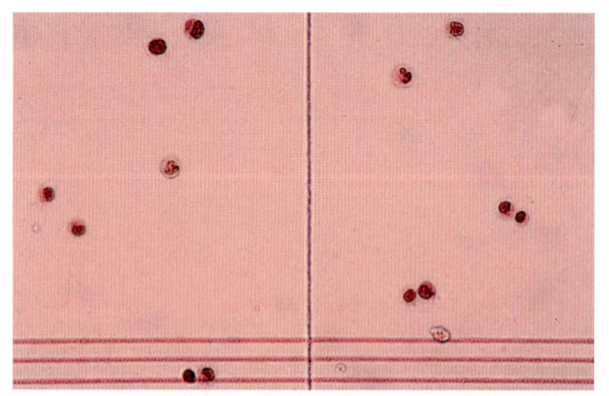

図4.1.1　ウイルス性髄膜炎（典型例）　20×　Samson染色所見

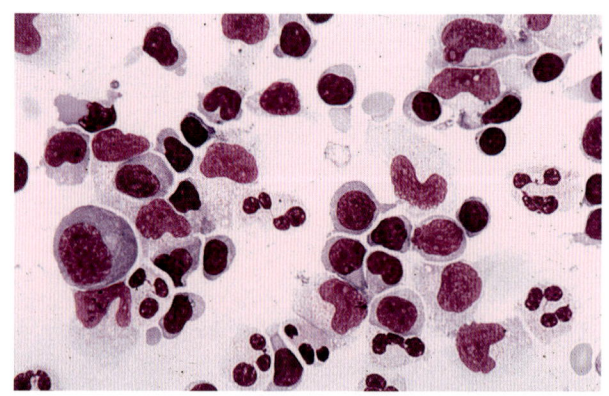

図4.1.2　同一症例　60×　May-Grünwald Giemsa染色所見

典型例ではリンパ球優位の中等度の細胞増加を認め，May-Grünwald Giemsa染色像では多くの症例に大型の反応性リンパ球が出現する。反応性リンパ球は病初期に多く認め，これは末梢血やリンパ節に見られる反応性リンパ球と同様で，ウイルスの刺激によって幼若化傾向を示す活動性のリンパ球と考えられる。大きさは成熟リンパ球の約1.5～2倍で，細胞質は好塩基性，核はやや偏在傾向を示す。核の一辺に窪みを有することが多く，窪みに一致して細胞質に明庭の広がりを認める。核クロマチンは粗造で，核小体やクロモセンターをみることが多い。免疫芽球や形質細胞の形態に似るが，免疫細胞学的にはCD3，CD8に陽性を示すT細胞である[2]。

症例2 ウイルス性髄膜炎（好中球優位例）

●患者：6歳　女児

母親に頭が痛いと訴え，38℃の発熱と嘔吐を認めたため来院。髄膜炎を疑い腰椎穿刺による髄液採取を行った。

髄液検査所見：細胞数 246/μL（単核球 22%：多形核球 78%），髄液蛋白 47mg/dL，髄液糖 58mg/dL（血糖 88mg/dL），後のウイルス同定によりコクサッキーウイルスを検出。

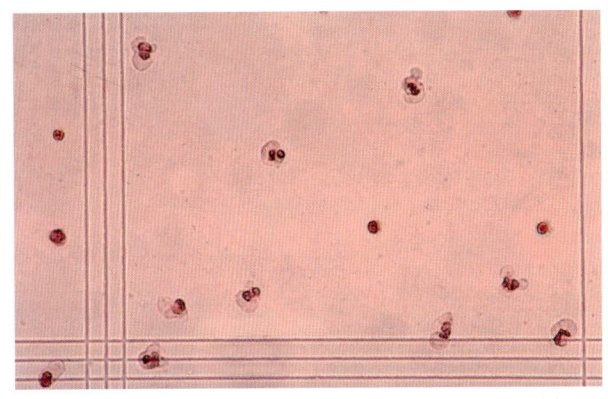

図 4.1.3　ウイルス性髄膜炎（好中球優位例）　20×　Samson染色所見

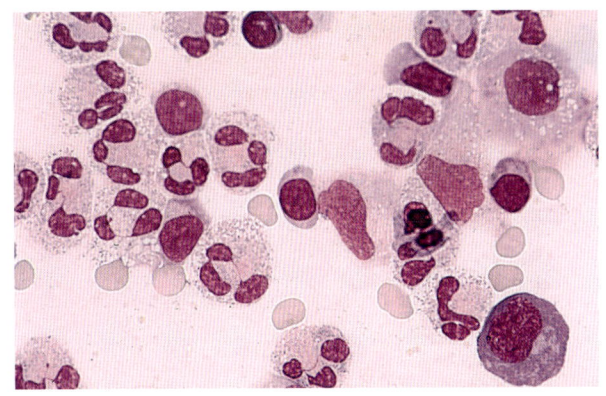

図 4.1.4　同一症例　60×　May-Grünwald Giemsa染色所見

小児のウイルス性髄膜炎では病初期に髄液細胞が好中球優位を示し，細菌性髄膜炎との鑑別が問題となることが少なくない。細菌性髄膜炎の髄液所見と異なる点は，①細胞増多が中等度（300/μL前後）にとどまることが多い。②髄液蛋白の増加は軽度であり，髄液糖の低下を認めない。③好中球優位の中にも10～20%の割合でリンパ球の介在を認める。④血中CRP（C-reactive protein；C反応性蛋白）値の上昇が軽度にとどまる，などの点である。また，このような場合もウイルス性髄膜炎に特徴的な反応性リンパ球を確認できれば，その鑑別に役立つ。ただウイルス性髄膜炎における好中球優位像は一過性で，速やかにリンパ球主体へと変化する。その速度は速く，わずか10時間で両者が完全に入れ替わったとの報告もある。

検査室ノート　無菌性髄膜炎（aseptic meningitis）

無菌性髄膜炎は原因が特定できない非細菌性髄膜炎の総称であり，細菌性髄膜炎以外のすべての髄膜炎が含まれるわけであるが，実際の臨床の場では，おおむねウイルス性髄膜炎の同義語として使用されてきた。ウイルス性髄膜炎を疑った場合，その確定のためには髄液より病因ウイルスを検出する必要がある。しかし，ウイルス分離培養・同定にはかなりの時間と費用を必要とするため，日常の臨床検査として実用的ではない。また，ウイルス性髄膜炎の約8割を占めるエンテロウイルス（エコーウイルス，コクサッキーウイルスなど）による髄膜炎の多くは，対処療法のみで良好な経過を示すことから[3]，ウイルス同定の意義が強く求められるものではない。このような背景から，細菌を検出できない髄膜炎については，ウイルス性髄膜炎を強く疑いつつもウイルス検出には至っていないとの理由から，無菌性髄膜炎の名称が使われてきた。ウイルス性髄膜炎に対する髄液検査所見が明確になり，迅速PCR法などによるウイルス検出法が導入されるようになった現在，無菌性髄膜炎の名称は徐々に使用されなくなりつつある。

p.8　2.2.1 中枢神経系感染症の検査の進め方

4.1.2 細菌性髄膜炎 (bacterial meningitis)

　急激に発症し，頭痛，悪寒，発熱とともに髄膜刺激徴候を認める。また，意識障害，脳神経症状などが出現することもある。おもな原因菌として，新生児・小児では肺炎球菌，ヘモフィルスインフルエンザb型菌（*Haemophilus influenzae* type b；Hib）をはじめ，D群レンサ球菌，B群溶血性レンサ球菌，大腸菌，その他の腸内細菌などがあり，成人では肺炎球菌，リステリア菌，髄膜炎菌，緑膿菌，黄色ブドウ球菌，クレブシエラ，プロテウスなどがあげられる[4]。

> **症例 3**
>
> **肺炎球菌による細菌性髄膜炎**
> ● 患者：4歳　男児
> 　数日前より不機嫌であり風邪様症状があった。夜間に39℃の高熱と嘔吐を認めたため，救急外来を受診した。軽度の意識混濁があり，髄膜脳炎を疑い腰椎穿刺による髄液採取を行った。
> 　髄液検査所見：細胞数 2,840/μL（単核球 7%：多形核球 93%），髄液蛋白 125mg/dL，髄液糖 34mg/dL（血糖 88mg/dL），後の微生物学検査により肺炎球菌を検出。

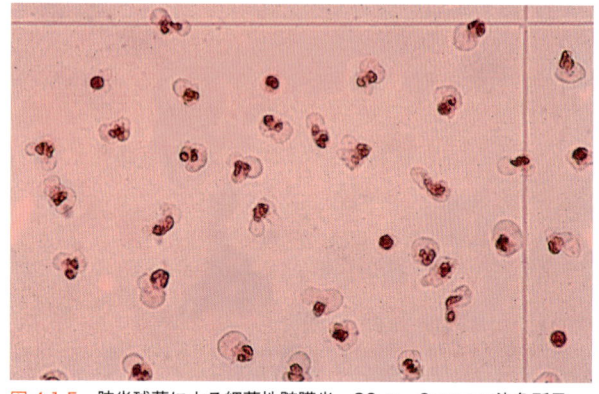

図 4.1.5　肺炎球菌による細菌性髄膜炎　20×　Samson 染色所見

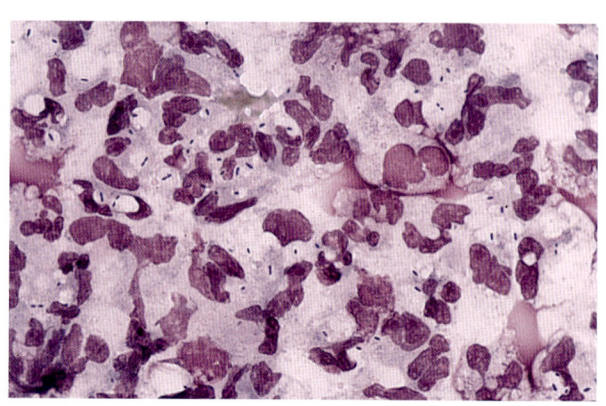

図 4.1.6　同一症例　60×　May-Grünwald Giemsa 染色所見

　細菌性髄膜炎では髄液中に著しい細胞の増加を認め，髄液が白濁して見られることが多い。細胞数は4桁，ときに5桁を示すこともある。出現する細胞の80％以上が好中球であり，そのほとんどが核の過分葉傾向を示す。残りの細胞はリンパ球よりも単球が多い。未治療例ではMay-Grünwald Giemsa染色で細胞の内外に起炎菌を認めることがある。抗菌薬で部分治療された例では細胞増加の程度は弱くなるが，細胞組成は好中球優位像を残す。この場合，細菌培養を行っても原因菌の検出が困難なことが多い。抗菌薬による治療が奏効すると細胞数の減少とともに単核球優位となる。

☞ p.50　3.4 微生物学検査
● 2. 髄液微生物学検査の流れ

4.1 | 中枢神経系感染症

> **細菌性髄膜炎（重度の敗血症を伴う例）**
> ● 患者：3歳　女児
>
> 　急性肺炎とともに重度の敗血症をきたし集中治療中の児であり，意識障害を認めたため髄膜脳炎を疑い腰椎穿刺による髄液採取を行った。
> 　髄液検査所見：細胞数 28/μL（単核球 62%：多形核球 38%），髄液蛋白 326mg/dL，髄液糖 3mg/dL（血糖 94mg/dL），血液培養および髄液の微生物学検査により肺炎球菌を検出。

症例 4

　重度の敗血症を伴った細菌性髄膜炎の例では細胞応答性の低下から髄液細胞増加に乏しく，しかも好中球優位とは限らない。この場合，髄液塗抹標本の背景を埋め尽くすように細菌の増生が見られ，著明な髄液蛋白の上昇と髄液糖の低下を同時に認める。本症例は同時に免疫能低下を示し，治療抵抗性で予後不良であった。

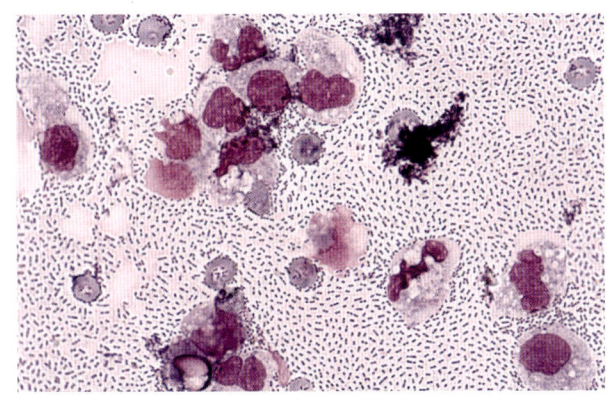

図 4.1.7　重度の敗血症を伴った細菌性髄膜炎　60×
May-Grünwald Giemsa 染色所見

検査室ノート　細菌性髄膜炎に対するワクチン接種

　わが国は先進国であるにもかかわらず，細菌性髄膜炎に対するワクチン導入に遅れをとっていた。しかし，2010年より時限措置として実施された公費助成によるHib（インフルエンザ菌b型）と肺炎球菌に対するワクチン接種が良好な成績を示したことから，現在では一般に広く導入されるに至った。今後はワクチン接種に拍車がかかり，小児の細菌性髄膜炎発症率が急速に低下していくことが期待される。

4.1.3　クリプトコッカス髄膜炎（cryptococcal meningitis）

　真菌性髄膜炎の原因菌はクリプトコッカス *Cryptococcus neoformans*，カンジダ *Candida albicans*，アスペルギルス *Aspergillus spesies* などがあるが，なかでもクリプトコッカスによるものが群を抜いて高頻度である。わが国における真菌性髄膜炎の発生頻度は髄膜炎全体の0.2%と稀であるが，その中でクリプトコッカス髄膜炎は約90%を占める。これはクリプトコッカス菌体自体が中枢神経系に対し高い親和性を有するためと考えられている。
　クリプトコッカス髄膜炎のうち日和見感染や抗菌薬，ステロイド，免疫抑制剤などの大量投与で免疫能低下の合併症として発症するものを続発性クリプトコッカス症とよび，その約半数が後天性免疫不全症候群（acquired immune deficiency syndrome；AIDS），白血病，膠原病，重症糖尿病などの基礎疾患を有する。髄液中に多数のクリプトコッカス菌体を認め，重篤で治療抵抗性のものが多い。一方，基礎疾患や免疫能低下のない健常者に発症する例もあり，これを原発性クリプトコッカス症として前者と区別する。原発性クリプトコッカス症では一般にリンパ球主体の細胞増多を認め，予後良好のものが多い[5]。

☞ p.9　2.2　疾患と検査の進め方
　　　　（4）真菌性髄膜炎

4章 疾患と髄液細胞所見

> ### 症例5　クリプトコッカス髄膜炎（続発性クリプトコッカス症例）
> ● 患者：33歳　男性
>
> ギラン・バレー（Guillain-Barré）症候群の診断のもとに大量のステロイド系抗炎症薬投与ならびに抗菌薬投与がなされていた。2日前より多発性の神経症状に次いで意識レベルの低下を認めたため、腰椎穿刺による髄液採取を行った。
>
> 髄液検査所見：細胞数 12/μL（単核球 8：多形核球 4），髄液蛋白 130mg/dL，髄液糖 6mg/dL（血糖 112mg/dL），微生物検査により Cryptococcus neoformans を検出。

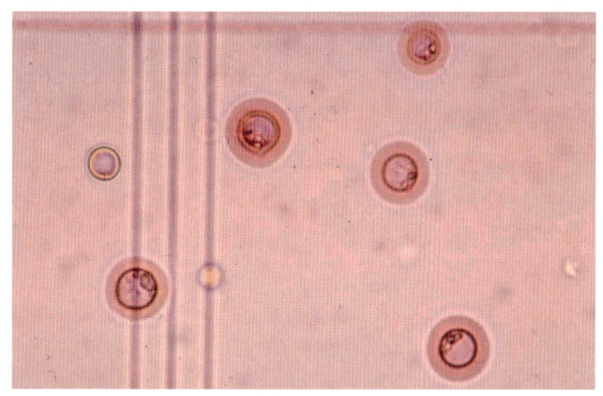

図4.1.8　クリプトコッカス髄膜炎　60×　Samson染色所見
（続発性クリプトコッカス症）

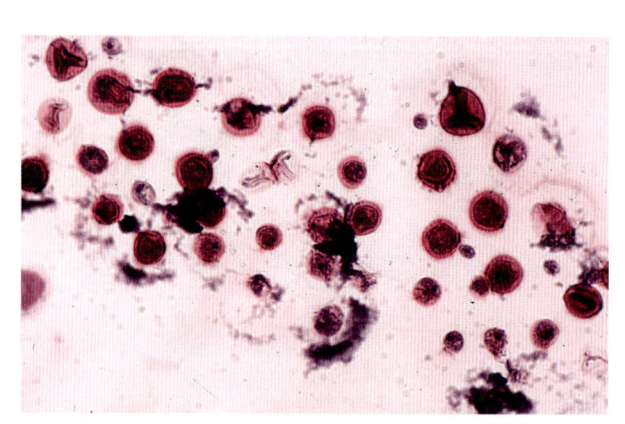

図4.1.9　同一症例　40×　May-Grünwald Giemsa染色所見

豊富な莢膜を有するクリプトコッカス菌体の著明な増生を認め，個々の菌体は大型かつ大小不同に富み，計算盤上でも比較的容易に認識できる。免疫能低下に伴って髄液細胞応答性も低下するため白血球の増多に乏しく，わずかにリンパ球や単球を散見する程度である。髄液の臨床化学所見は細菌性髄膜炎に似ており，髄液蛋白の増加と髄液糖の低下を同時に認める。May-Grünwald Giemsa染色像でのクリプトコッカス菌体は空気を抜いたゴムボールのような形状を示し，菌体の周囲には暗紫色の塵埃状物質が認められ，これは標本作製過程で生じた莢膜変性物質と考えられる。

> ### 症例6　クリプトコッカス髄膜炎（原発性クリプトコッカス症例）
> ● 患者：43歳　男性
>
> 数日前より感冒症状と倦怠感を認めていた。首筋の強い痛み，眼部痛とともに，悪心・嘔吐をきたし来院。項部硬直を認め，腰椎穿刺による髄液採取を行った。
>
> 髄液検査所見：細胞数 256/μL（単核球 92%：多形核球 8%），髄液蛋白 88mg/dL，髄液糖 31mg/dL（血糖 101mg/dL），細菌培養検査により Cryptococcus neoformans を検出。

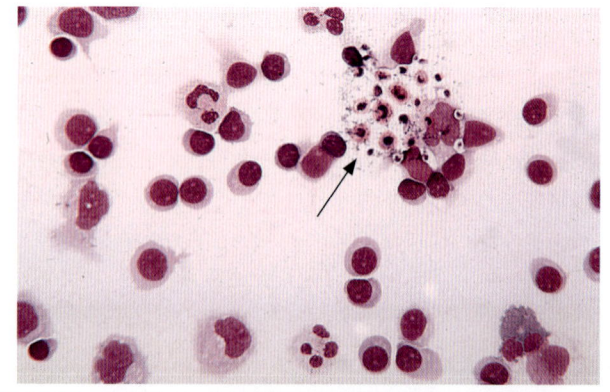

図4.1.10　クリプトコッカス髄膜炎（原発性クリプトコッカス症）
40×　May-Grünwald Giemsa染色所見

リンパ球主体の中等度の細胞増加を示し，70%以上がリンパ球で残りは単球が多い。菌体は細胞間のところどころに小集団として認められ（矢印），小型で目立たない。これらの菌体を計算盤上で認識することはおよそ困難であるため，塗抹標本を作製し確認する必要がある。増加したリンパ球の多くはCD4陽性であり，CD4リンパ球はクリプトコッカス増生を抑制する機能をもつ。免疫能の低下を伴う続発性クリプトコッカス症では血中のCD4細胞が欠落，もしくは減少しており，この点から免疫不全を伴う例と伴わない例の髄液細胞所見の違いを理解することができる。

4.1 | 中枢神経系感染症

> **検査室ノート　墨汁法によるクリプトコッカス菌体検出**
>
> 　クリプトコッカスの菌体を確認する簡便な方法として墨汁法がある．墨汁法はクリプトコッカスの菌体を直接染色するのではなく，背景を暗くマスクして菌体を浮き彫りにするレリーフ染色法である．
> 　方法は髄液を3,000rpm 5分間遠心後，沈渣1滴と墨汁1滴を混合し，スライドガラスにとり，カバーガラスをかけ鏡検する．クリプトコッカスは周囲に幅広い莢膜を備えた大小不同の酵母様菌体として観察でき，白く抜けた二重リング状に見える．墨汁は良質の墨をそのつど硯(すずり)で擦って使用する．少し粘りを感じるくらい濃く擦るのがよく，軽く遠心して使用する．擦りおきの墨や市販の書道用墨汁は本法に適さない．なお，本法の菌体検出率は53～56％と報告され，必ずしも高くはない．むしろ髄液塗抹標本のMay-Grünwald Giemsa染色の方がより高い検出率を期待できる．また，ラテックス凝集反応法による髄液中のクリプトコッカス抗原検出も診断に有用とされている[5]．
>
> 図4.1.11　墨汁法によるクリプトコッカス像　40× 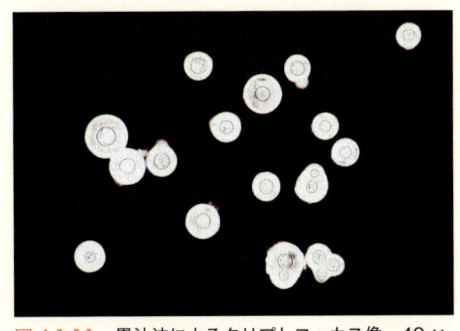

p.100　5 髄液細胞アトラス
図5.61, 5.62

4.1.4　好酸球性髄膜炎 (eosinophilic meningitis)

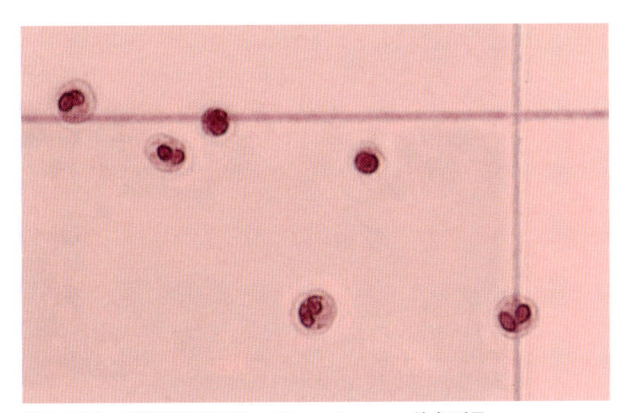

図4.1.12　好酸球性髄膜炎　40×　Samson染色所見

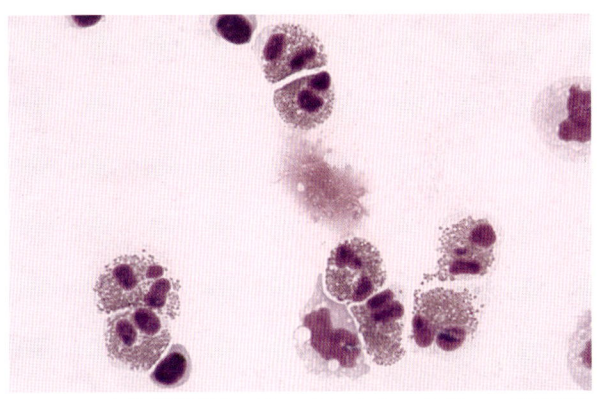

図4.1.13　好酸球性髄膜炎　40×　May-Grünwald Giemsa染色所見

　髄液に好酸球が著明に増加する病態をとくに好酸球性髄膜炎とよぶ．本症の原因として，かつてより寄生虫感染症があげられてきたが，近年わが国ではその頻度は低く，実際にはアレルギー反応や薬剤の副作用によるものが主体をなす．その具体的な原因としては血中の過好酸球増多症（好酸球増多症），脳室ドレナージやミエログラフィーに対する異物反応やアレルギー反応，髄膜炎や悪性腫瘍の髄膜浸潤に対する二次的反応，非ステロイド性消炎鎮痛薬や抗菌薬による副作用などがあげられる[6]．
　寄生虫性髄膜炎は寄生虫体が中枢神経系に侵入することで発症し，原因となる寄生虫には線虫類（広東住血線虫，蛔虫，旋毛虫），吸虫類（肺吸虫，日本住血吸虫），条虫類（有鉤条虫，包虫）などがあるが，なかでも広東住血線虫（*Angiostrongylus cantonensis*）による髄膜炎はアジア諸国を中心に発症頻度が高いことで知られている．
　好酸球性髄膜炎の臨床所見はほかの髄膜炎と同様に頭痛，発熱，嘔吐とともに髄膜刺激徴候を認める．髄液所見は中等度の細胞の増加を示し，好酸球の割合は約40～80％（平均70％）である．髄液蛋白の軽度上昇を示すことがあるが，糖は変化しない．
　好酸球の計算盤上での形態は好中球のようにアメーバ状の不整形は示さず，円～類円形のものが多い．細胞質は淡い橙黄色を呈し，コンデンサを下げて観察すると光輝くように認められる．しかし，計算盤のみで好酸球を確定する

69

■ 4章　疾患と髄液細胞所見

ことは精度上まだいくつかの問題を残しており，好酸球を疑う細胞を認めた場合は細胞塗抹標本を作製し確認する必要がある。May-Grünwald Giemsa染色像では2核を示すものが多く，細胞変性のために好酸性顆粒の分布が偏って見られるものが多い。

👉 p.95　5 髄液細胞アトラス　図5.15, 5.16

4.1.5　原発性アメーバ性髄膜脳炎（primary amoebic meningoencephalitis）

　原発性アメーバ性髄膜脳炎の多くは激烈な髄膜脳炎症状を起こし，その多くが死に至る。起因アメーバはおもに川・池・プールなどの淡水に生息する*Naegleria fowleri*と考えられており，経鼻腔的に侵入し感染を成立させる。極めて急性の経過をとるのが特徴で，1週間程度の潜伏期を経て，嘔吐を伴う強い頭痛，発熱などの初発症状が現れ，その後，さまざまな中枢神経症状が出現する。神経症状の急速な悪化とともに意識障害を伴うようになり，多くは発症後10日前後で死亡する。初期症状がウイルス性や細菌性の髄膜脳炎と鑑別できず，死亡後に初めて診断がつく例がほとんどである。ただ，病初期に発見できれば抗真菌薬投与で救命できるとの報告もある[7]。

症例7　アメーバ性髄膜炎

● 患者：25歳　女性

　数日前より悪寒，軽度の頭痛などの感冒様症状を認めていた。頭痛が徐々に強くなり，発熱，嘔吐を認めたため近医受診。投薬を受けるも意識障害を認め緊急入院となる。髄膜脳炎を疑い腰椎穿刺により髄液採取を行った。

　髄液検査所見：細胞数 1,282/μL（単核球 54%：多形核球 46%），髄液蛋白 285mg/dL，髄液糖 23mg/dL（血糖 95mg/dL），髄液塗抹標本にて*Naegleria fowleri*を検出。

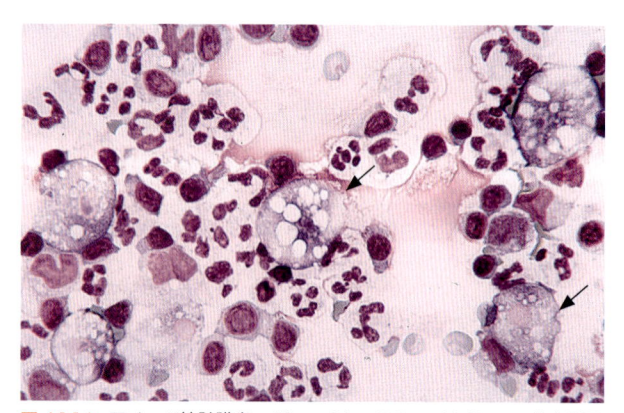

図 4.1.14　アメーバ性髄膜炎　40×　May-Grünwald Giemsa 染色所見

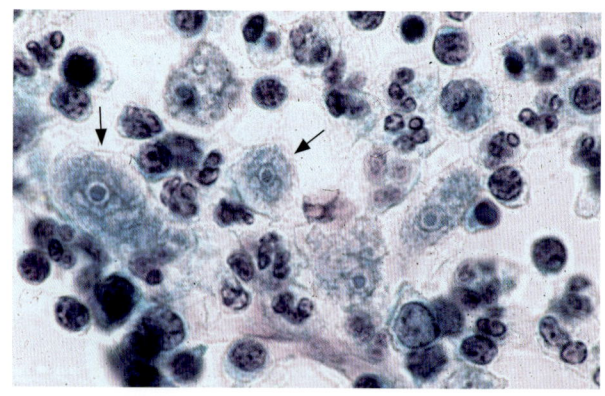

図 4.1.15　同一症例　60×　Papanicolaou 染色所見

　髄液所見は中等度〜高度の細胞の増加を認め，細胞組成は好中球，リンパ球，単球が混在して認められる。髄液蛋白はほとんどの例で増加し，髄液糖の低下を示す例も少なくない。アメーバ小体を計算盤上で見出すことはよほど注意しない限り困難であるが，細胞塗抹標本では比較的容易に検出できる。May-Grünwald Giemsa染色像では高度に増加した白血球間に介在する18〜30μmの類円形の小体として認め，細胞質は淡い塩基性を呈し，内部に大小多数の空胞形成および1個の小型核を認める。Papanicolaou染色でのアメーバ小体はライトグリーン淡染性で泡沫状である。核は小型円形でほぼ中央に位置し，周囲にはhaloが認められる。また，髄液沈渣（500g 5分）の小滴をそのままカバーグラスをかけ観察すると，活発に偽足を出して活動するアメーバ小体を観察できることがある。

4.1.6　結核性髄膜炎（tuberculous meningitis）

　結核性髄膜炎は結核症そのものの減少もあって，今日では稀な疾患として感じられがちであるが，近年の結核罹患率の動向を見るに十分に遭遇する可能性がある疾患として念頭に置いておく必要がある。

本症は肺をはじめとし，リンパ節，腎，消化管などの諸臓器病巣から血行性に伝播し，発症するものがほとんどである．発病は一般には緩徐であり，頭痛，発熱などに始まり，髄膜刺激徴候，動眼神経麻痺などを認め，ときに痙攣発作や意識障害などが現れることもある．

結核性髄膜炎では中等度の細胞増多を認め，リンパ球優位であるが，発病初期や重症例ではウイルス性髄膜炎の発病初期と同様に好中球優位を示す場合がある[5]．

本症の診断には微生物学検査が不可欠で，とくにPCR法や結核菌群核酸増幅同定（*Mycobacterium tuberculosis* direct；MTD）法などの遺伝子検査は正確性かつ迅速性に富み，有用性が高い．

4.1.7　神経梅毒（neurosyphilis）

神経梅毒は*Treponema pallidum*の中枢神経系への侵襲によって起こる神経疾患の総称である．感染成立後，血中で増生した*Treponema pallidum*は血管内皮細胞間隙を通過し，中枢神経系に侵入すると考えられている．一般的に無症候型，髄膜血管型，および実質型（脊髄癆，進行麻痺）の3型に分類される．無症候型は神経学的には無症状であるが，髄液のみに異常を呈する病態で，偶然の検査で発見される場合が多い．放置すると実質型に移行する可能性があるので，十分な経過観察と治療が必要である．髄膜血管型は感染後3～10年の潜伏期間を経て発症し，髄膜の障害と血管性病変を特徴とする．実質型は感染後5～20年を経て発症し，脊髄癆は脊髄後索，後根神経節に慢性進行性の変性変化をきたす．麻痺性認知症は*Treponema pallidum*による脳炎であり，主として大脳皮質が侵される．

神経梅毒の髄液細胞所見は発症初期では正常のこともあるが，髄膜血管型や実質型ではほとんどの例で髄液細胞の増加を認める．細胞増加の程度は軽度～中等度だが，一般に重症例ほど細胞が増加する．その組成はリンパ球優位を示し，数十％に単球の混在を認める[5]．ただ，髄液細胞形態のみではウイルス性髄膜炎や結核性髄膜炎との鑑別は困難である．神経梅毒の診断のためには血清ならびに髄液の各種梅毒反応検査［梅毒血清試験（serologic test for syphilis；STS），梅毒トレポネーマ蛍光抗体吸収試験（fluorescent treponemal antibody absorption test；FTA-ABS）など］を併施する必要がある．

4.1.8　脳炎，髄膜脳炎（encephalitis, meningoencephalitis）

脳炎は脳実質に炎症性変化をもたらす病態であり，原因としては単純ヘルペスや日本脳炎などウイルス性のものの頻度が高いが，寄生虫を含め髄膜炎を起こすすべての病原微生物にその可能性があるといってよい．病理学的には炎症が脳軟膜，くも膜にとどまるものを髄膜炎とし，脳実質に及ぶものを脳炎という．臨床的には頭痛，発熱，項部硬直，ケルニッヒ徴候（Kernig's sign）などの髄膜刺激徴候に加え，髄膜炎では認められない意識障害や脳局在症状を主徴とする場合に脳炎を疑う[5]．

また，脳炎に移行しやすい種類の髄膜炎の場合や，髄膜炎が脳炎に波及している可能性が高い場合，あるいは髄膜炎か脳炎か判断ができない場合などに髄膜脳炎（meningoencephalitis）の名称が臨床診断として用いられることがある．

脳炎の髄液細胞像は本質的に髄膜炎のそれと同様で，細胞形態のみで両者を鑑別することは困難であるが，脳炎の場合，脳の出血性壊死性病変を反映して，赤血球の遊出やキサントクロミーを認める場合がある．

［大田喜孝］

参考文献

1) Cutler RWP, Spertell RB："Cerebrospinal fluid：A serective review," Ann Neurol, 1982；11：110-115.
2) 大田喜孝，他：「エコーウイルスによる無菌性髄膜炎の髄液細胞形態に関する新知見」，医学のあゆみ，1984；131：659-660.
3) Katz SL *et al*.："Viral infection of the central nervous system, 13th ed," Mosby-Year Book, 1998.
4) Banadio WA："The cerebrospinal fluid：physiologic aspects and alterations associated with bacterial meningitis," Pediatr Infect Dos J, 1992；11：423-432.
5) 佐藤能啓，大田喜孝：「髄液細胞標本の作製法」，髄液細胞アトラス，60-100，加地正郎（監），朝倉書店，1987.
6) Weller PF："Eosinophilic Meningitis：The American Journal of Medicine," 1993；95：250-253.
7) Capewell LG, Harris AM, Yoder JS, Cope JR, Eddy BA, Roy SL, Visvesvara GS, Fox LM, Beach MJ："Diagnosis, clinical course, and treatment of primary amoebic meningoencephalitis in the United States, 1937-2013", J Pediatric Infect Dis Soc, 2014；Epub：1-8.

4章 疾患と髄液細胞所見

4.2 無菌性髄膜反応

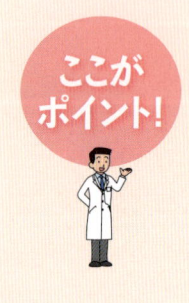

ここがポイント！

- 無菌性髄膜反応（aspetic meningeal reaction）とは髄腔内に病原微生物の存在がないにもかかわらず，髄液細胞増多をもたらす病態である。
- よく似た疾患名称に無菌性髄膜炎（aseptic meningitis）があるが，これはウイルス性髄膜炎とほぼ同義語で，ウイルス性が疑われながらも原因が判然としない非細菌性の髄膜炎の総称であり，本症とは本質的に異なる。
- 無菌性髄膜反応はあくまでも感染による炎症性疾患ではなく反応性の病変を指す。
- 原因としては頭蓋内出血（くも膜下出血，脳室内出血，硬膜下出血），脳硬膜外や硬膜下および脳室近傍に炎症巣や壊死巣あるいは腫瘍が存在する場合，治療や検査目的で髄腔内に異物を注入した場合，などがあげられるが，とくにくも膜下出血によるものが多い。

症例 8　くも膜下出血による無菌性髄膜反応

● 患者：62歳　男性

　早朝，犬の散歩中に突然の頭痛と悪心を訴え，救急車にて搬入。頭部 CT, MRI 像では軽度の脳室の拡張を認めるほかには著変なく，腰椎穿刺による髄液採取を行った。

　髄液検査所見：細胞数 34/μL（単核球 65％：多形核球 35％），髄液蛋白 31mg/dL，髄液糖 83mg/dL（血糖 110mg/dL），軽度のキサントクロミー（＋）。

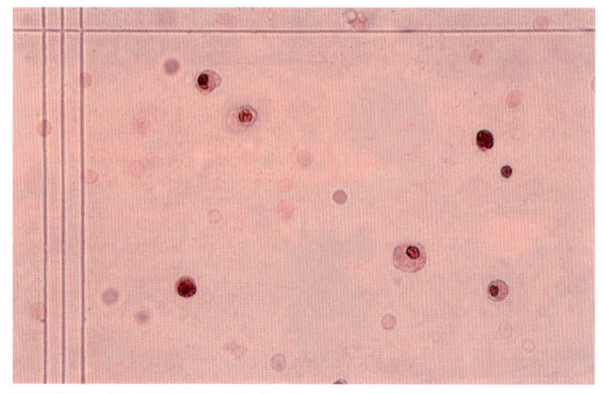

図 4.2.1　くも膜下出血　20×　Samson 染色所見

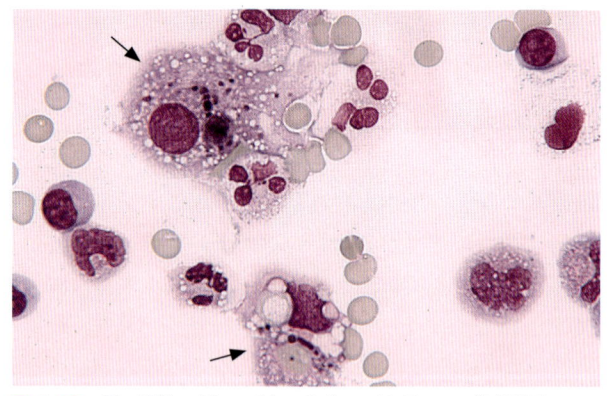

図 4.2.2　同一症例　40×　May-Grünwald Giemsa 染色所見

　無菌性髄膜反応では主として単核球の増加を認めるが，髄膜炎と異なる点は細胞の増加の程度が軽度（50/μL 以下）であることと，とくに単球の増加が目立ち，しばしば大型の組織球を認めることである。とくにくも膜下出血ではヘモジデリン顆粒や赤血球を貪食した単球や組織球（マクロファージ）が出現し，これは髄液腔内での出血を反映する重要な所見である。May-Grünwald Giemsa 染色標本ではさらに出血像や組織球の貪食所見が判然と観察される[1]。

　ときに髄液出血が真の髄液腔内出血であるのか，あるいは穿刺時出血であるのかで議論されることがあるが，これらの所見に留意すればその鑑別は困難ではない。なお，髄液の肉眼所見の項でも述べたが，くも膜下出血ではキサントクロミーを認めることが多い。キサントクロミーは出血の発生より 3〜4 時間で現れ，7〜10 日でピークを示し，3〜4 週間持続する[2]。

☞ p.29　3.1.3 肉眼的観察

4.2 無菌性髄膜反応

症例 9　新生児の脳室内出血に生じた無菌性髄膜反応

- 患者：5 生日　男児

低体重にて出生。哺乳力がなくチアノーゼを認めた。頭部 MRI 像にて脳室内出血を疑い，腰椎穿刺による髄液採取を行った。

髄液検査所見：細胞数 22/μL（単核球 77%：多形核球 23%），髄液蛋白 58mg/dL，髄液糖 54mg/dL（血糖 86mg/dL），キサントクロミー（+）。

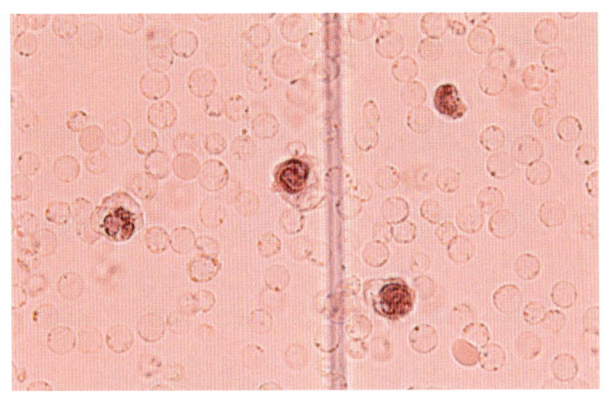

図 4.2.3　新生児の脳室内出血に生じた無菌性髄膜反応　40 ×　Samson 染色所見

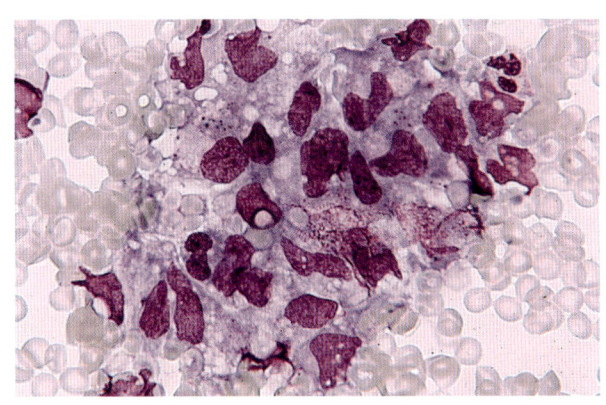

図 4.2.4　同一症例　60 ×　May-Grünwald Giemsa 染色所見

　新生児の脳室内出血においても，しばしば無菌性髄膜反応の所見が認められる。脳室内出血の原因は難産などで出生時に外傷を負った場合や，低体重児，低酸素状態などがあげられる。May-Grünwald Giemsa 染色所見では出血像を背景に，組織球の集団が認められる。組織球は細胞表面に大小の突起をもっており，そのため細胞どうしが接合しやすい性質をもつ。これを腫瘍細胞などと見誤らないように注意が必要であるが，組織球である証拠として，よく観察すると細胞質内に赤血球やヘモジデリンの貪食像が観察される。また，N/C 比が小さいことも組織球の特徴である[2,3]。

症例 10　脳腫瘍例に生じた無菌性髄膜反応

- 患者：54 歳　男性

右側頭葉に原発性の悪性リンパ腫（5 × 6.5cm）を認める。頭部 CT 像にて右側頭葉に広がる腫瘤影とともに，右側脳室の圧排像が観察され，脳室浸潤を疑い腰椎穿刺による髄液採取を行った。

髄液検査所見：細胞数 41/μL（単核球 89%：多形核球 11%），髄液蛋白 46mg/dL，髄液糖 60mg/dL（血糖 99mg/dL）。

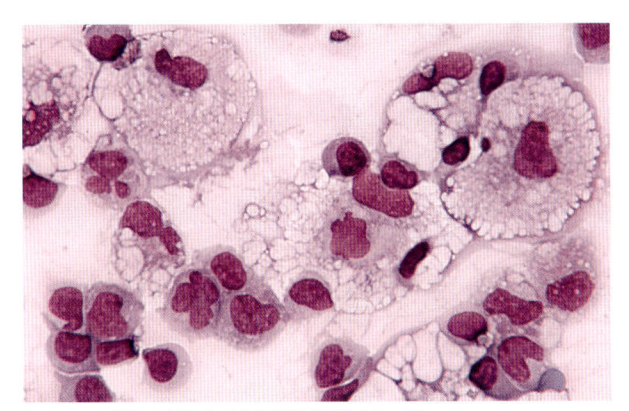

図 4.2.5　脳腫瘍例に生じた無菌性髄膜反応　60 ×　May-Grünwald Giemsa 染色所見

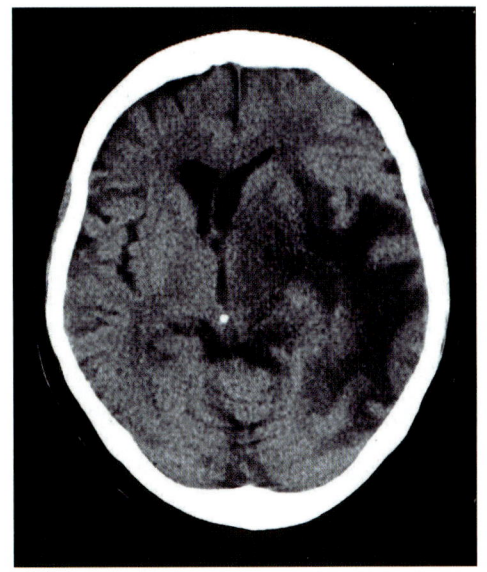

図 4.2.6　同一症例の頭部 CT 像

腫瘍が脳室近傍まで浸潤し，無菌性髄膜反応を呈した症例である。May-Grünwald Giemsa染色像では泡沫状の細胞質を有する大型の組織球や単球を主体に認める。いくらかの成熟リンパ球の介在も観察されるが，腫瘍細胞（悪性リンパ腫細胞）の出現はない。

[大田喜孝]

参考文献

1) 佐藤能啓，大田喜孝：「髄液細胞標本の作製法」，髄液細胞アトラス，56-59，加地正郎（監），朝倉書店，1987．
2) 大田喜孝：「髄液細胞診でわかる中枢神経系の病態」，臨床検査，2007；特集140号：72-77．
3) 大田喜孝：「穿刺液検査の見方・考え方（髄液検査）」，Medical Technology, 1999；27(12)：1301-1306．

4.3 | 腫瘍性疾患

4.3.1 はじめに

筆者らの検討によれば，日常の髄液細胞診の2.4%に腫瘍細胞を認め，そのうち原発性腫瘍は約15%，残りの85%は転移性腫瘍であった（表4.3.1）。したがって計算盤上に腫瘍細胞が出現する頻度は低いのであるが，もし仮に一次選択として提出された髄液検査で予期せず腫瘍細胞を検出できたとすれば，患者の病態を知るうえで極めて有用な情報となり得る。

脳腫瘍は中枢神経を構成するさまざまな組織から発生するため，組織型の分類には発生母地を基準にした世界保健機関（WHO）の分類が広く用いられている。以下に示すように7項目に大別され，約130種類の脳腫瘍の組織型が定義されている[1]。

表 4.3.1 髄液細胞診で認められた腫瘍細胞の組織型

	腫瘍組織型	症例数	%
原発性腫瘍 14.7%	膠芽腫	5	4.3
	乏突起膠腫	1	0.9
	髄芽腫	4	3.4
	脳室上衣腫	2	1.7
	胚細胞腫	2	1.7
	悪性リンパ腫	3	2.6
転移性腫瘍 85.3%	腺癌	25	21.6
	扁平上皮癌	2	1.7
	小細胞癌	4	3.5
	未分化癌	2	1.7
	白血病	49	42.2
	悪性リンパ腫	15	12.9
	多発性骨髄腫	2	1.7
	合計数	116	101
	合計数／髄液細胞診総数	116／4,644	2.5

> **WHO（2007年）による中枢神経系腫瘍の分類と主な腫瘍**
> (1) 神経上皮組織腫瘍：星細胞腫，膠芽腫，乏突起細胞腫などの神経膠腫，上衣腫，脈絡叢腫瘍，その他の神経上皮性腫瘍，神経細胞性腫瘍，松果体部腫瘍，胎児性腫瘍など。
> (2) 脳神経および脊髄神経腫瘍：神経鞘腫，神経線維腫など。
> (3) 髄膜性腫瘍：髄膜腫，その他の間葉性腫瘍，悪性黒色腫など。
> (4) リンパ腫および造血細胞性新生物：悪性リンパ腫，形質細胞腫など。
> (5) 胚細胞性腫瘍：胚細胞腫，卵黄嚢腫瘍，絨毛癌，奇形腫など。
> (6) トルコ鞍部腫瘍：頭蓋咽頭腫，下垂体細胞腫など。
> (7) 転移性腫瘍

4.3.2 腫瘍細胞の形態的特徴

計算盤上に腫瘍細胞が出現した場合，それを異型細胞と推定することはさほど困難なことではない。なぜなら，髄液に通常認められる細胞は血液細胞や組織球に限られ，腫瘍細胞の多くはそれらとは形態学的にかなり異なるからである。以下に計算盤上の腫瘍細胞検出のための留意点について述べる。

ただ，前述のとおり計算盤は細胞の詳細な観察には適しておらず，形態検索には限界がある。したがって，計算盤上で腫瘍細胞が疑われた場合，報告は「異型細胞疑い」にとどめ，塗抹標本を作製し鑑別を行う。なお鑑別にあたっては認定一般検査技師，認定血液検査技師などの熟練者，細胞検査士や細胞診専門医，担当医などとの協議を原則とする。また，後述する医原性混入細胞を腫瘍細胞と見誤らないようにしなければならない。

4.3.3 原発性脳腫瘍 (primary brain tumor)

中枢神経系に原発する腫瘍は良性から悪性まで組織型は多種にわたり，発生部位は脳・髄膜・下垂体・松果体・神経・血管・結合組織などである。前述のように原発性脳腫瘍細胞が髄液中に出現する頻度は低い。これは，もともとほかの腫瘍に比較し原発性脳腫瘍の発生率が低いことや，髄液中に腫瘍細胞を認めるためには腫瘍組織がくも膜下腔に到達するか，脳室壁を越えて脳室内に浸潤することが条件になるからである。その中でも髄液に出現しやすい腫瘍組織型としては膠芽腫，髄芽腫，悪性リンパ腫，脈絡叢乳頭腫，上衣腫などがあげられる。一般的に悪性度が高い腫瘍細胞は細胞異型が強く，微細な核クロマチン構築ながらも強い染色性を認める[2〜4]。

> **症例 11**
>
> **膠芽腫 (glioblastoma)，大脳原発**
> ●患者：47歳　男性
> 　前頭葉に40×50mmの腫瘍を認め摘出術を施行するも3か月後に再発し，MRI像にて脳室の拡張と脳室浸潤を示唆する所見を認めたため，脳室ドレナージを施行し髄液採取を行った。
> 　髄液検査所見：細胞数32/μL（単核球46％：多形核球54％），異型細胞（＋），髄液蛋白93mg/dL，髄液糖47mg/dL（血糖96mg/dL），キサントクロミー（＋）。

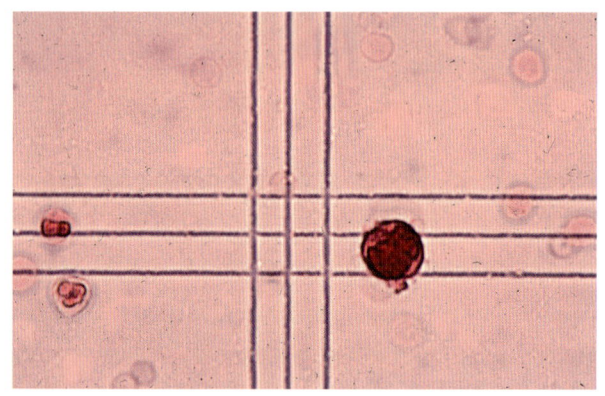

図4.3.1　膠芽腫　40×　Samson染色所見

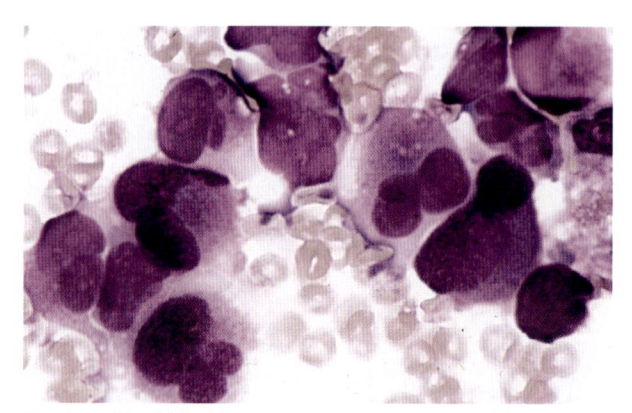

図4.3.2　同一症例　60×　May-Grünwald Giemsa染色所見

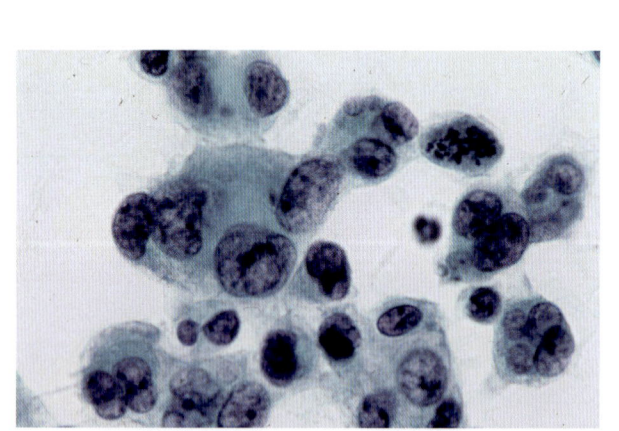

図4.3.3　同一症例　60×　Papanicolaou染色所見

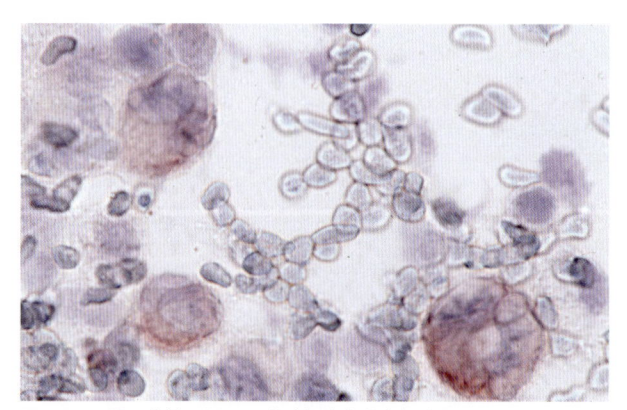

図4.3.4　同一症例　60×　免疫細胞化学染色所見
腫瘍細胞はグリア細胞線維性蛋白質（Glial fibrillary acid protein；GFAP）陽性

膠芽腫は原発性脳腫瘍全体の約11％を占め，さらに神経膠腫の中では29％と最も頻度が高い。発症年齢は60歳代をピークとし，前頭葉，側頭葉，頭頂葉の白質に好発する。脳腫瘍の中で最も予後が悪く，5年生存率は8％に満たないとの報告を見る。髄液中に出現する膠芽腫細胞は弧在性あるいは小集団として見られ，大小不同に富み，N/C比の増大，多核・巨核細胞の出現，核形不整，核クロマチン染色性増加など，強い細胞異型を示すものが多い[5,6]。

4.3 | 腫瘍性疾患

> **症例12**
>
> **髄芽腫（medulloblastoma），小脳原発**
> ● 患者：7歳　男児
> 　歩行困難，嘔吐，頭痛を主訴として救急来院。頭部 CT 像にて小脳の浮腫と腫瘤形成を認めた。原因究明のため腰椎穿刺による髄液採取を行った。
> 　髄液検査所見：細胞数 16/μL（単核球 60％：多形核球 40％），異型細胞（＋），髄液蛋白 220mg/dL，髄液糖 43mg/dL（血糖 88mg/dL），キサントクロミー（＋）。

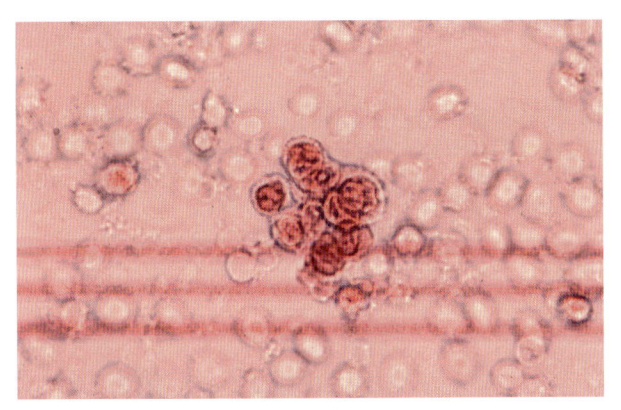

図 4.3.5　髄芽腫　40×　Samson 染色所見

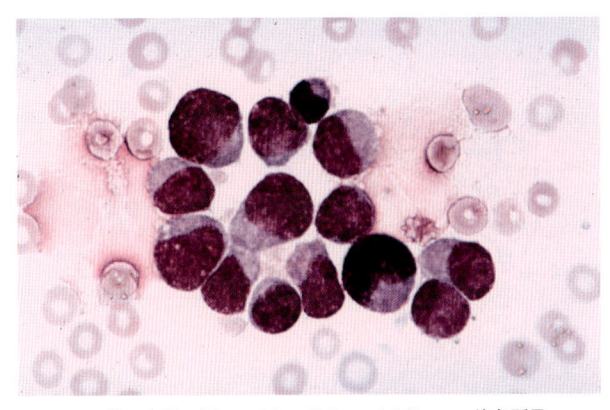

図 4.3.6　同一症例　60×　May-Grünwald Giemsa 染色所見

髄芽腫は頭蓋内腫瘍の 2％程度に見られ，5歳未満の発症が約 8 割を占める。小脳虫部に好発し，くも膜下腔への播種・転移を多く認める予後不良の腫瘍である。

髄芽腫は脳室内への播種をきたしやすいこともあり，髄液中に腫瘍細胞を認める可能性が高い。小型ながらも N/C 比の高い細胞を集合性に認め，腫瘍細胞は裸核状もしくは狭小な細胞質を有する。核形は円形〜類円形を呈し不整を伴う。クロマチン構築は細顆粒状で 1〜数個の核小体を認める。ときにロゼット様の細胞配列をみることもある[4]。

4.3.4　転移性腫瘍（metastatic tumor）

前述のように髄液中に腫瘍細胞を認めた症例の 85％が転移性腫瘍であり，そのうちの約半数が白血病である[4]。次いで発生頻度の高い腺癌が多い（表 4.3.1）。白血病や悪性リンパ腫の髄膜浸潤機序は癌腫の転移機序とはやや異なっており，ここでは両者を区別して解説する。

● 1. 白血病，悪性リンパ腫の髄膜浸潤

近年，白血病や悪性リンパ腫に対する化学療法がめざましい発展を遂げ，長期寛解が可能になるとともに薬理学聖域である髄液腔に病的細胞が逃げ込み増生する例が増加し，治療を行ううえで重要な問題とされている。

ときに病的細胞が末梢血や骨髄中では消失している完全寛解期（complete response：CR）であるにもかかわらず，髄液腔内でのみ増加する病態が起こり得る。また髄液細胞数が基準範囲であっても病的細胞が出現することがあり，この場合，髄膜刺激徴候などの臨床症状も明らかではないことが多いとされている。したがって，白血病や悪性リンパ腫の化学療法後の髄液細胞の評価に際しては細心の注意が必要となり，計算盤での検索のみにとどまらず，積極的な細胞塗抹標本の作製が望まれる[7]。

（1）白血病

白血病（leukemia）の髄膜浸潤は急性リンパ性白血病に最も頻度が高く，次いで急性骨髄性白血病が多いとされてきたが，化学療法が進歩した現在，あらゆるタイプの白血病，悪性リンパ腫での髄膜浸潤の可能性を念頭に置くべきである。

4章 疾患と髄液細胞所見

症例 13

急性リンパ性白血病（acute lymphocytic leukemia）L2 の髄膜浸潤
●患者：35歳　男性

1年前，急性リンパ性白血病（L2）を発症し，化学療法3クールを受け寛解。今回脱力感，身体のしびれ感を主訴とし来院。髄膜刺激徴候様所見を認めたため，腰椎穿刺による髄液採取を行った。

髄液検査所見：細胞数137/μL（単核球100％：多形核球0％），髄液蛋白73mg/dL，髄液糖43mg/dL（血糖92mg/dL）。計算盤では単核球100％：多形核球0％として報告したが，後の細胞塗抹標本による検索でほとんどが白血病細胞であることが判明した。

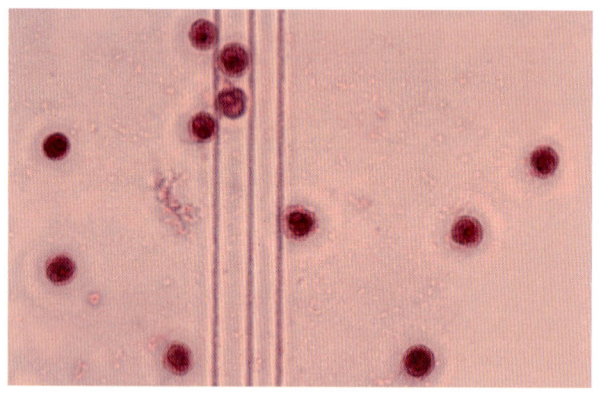

図4.3.7　急性リンパ性白血病（L2）の髄膜浸潤　40×　Samson染色所見

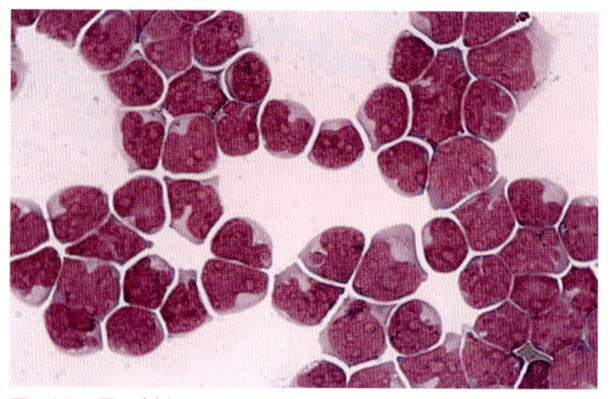

図4.3.8　同一症例　40×　May-Grünwald Giemsa 染色所見

計算盤での細胞所見はN/C比の高い，やや大型の白血球が単一増生して見られる。一部の細胞には核形不整が観察される。

May-Grünwald Giemsa染色像ではリンパ芽球と考えられる幼若細胞の単一増生を認め，写真の中のほとんどの細胞が病的細胞と考えられる。リンパ芽球は通常の成熟リンパ球とは一見して異なり，N/C比増大，核の切れ込み，核質の柔らかい染色性，明瞭な核小体を認める。

症例 14

急性骨髄性白血病（acute myelocytic leukemia）M2 の髄膜浸潤
●患者：55歳　男性

6か月前に急性骨髄性白血病（M2）と診断され，化学療法ならびに造血幹細胞移植を施行。完全寛解となったが，軽度の頭痛をときおり認めるようになり，髄膜浸潤否定のため腰椎穿刺による髄液採取を行った。

髄液検査所見：細胞数5/μL（単核球5：多形核球0），異型細胞（＋），髄液蛋白38mg/dL，髄液糖61mg/dL（血糖97mg/dL）。

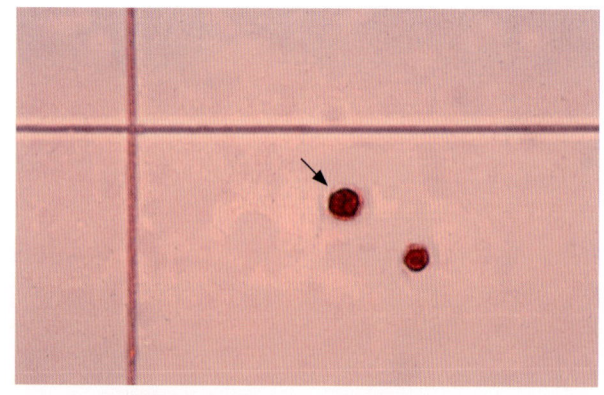

図4.3.9　急性骨髄性白血病（M2）の髄膜浸潤　40×　Samson染色所見

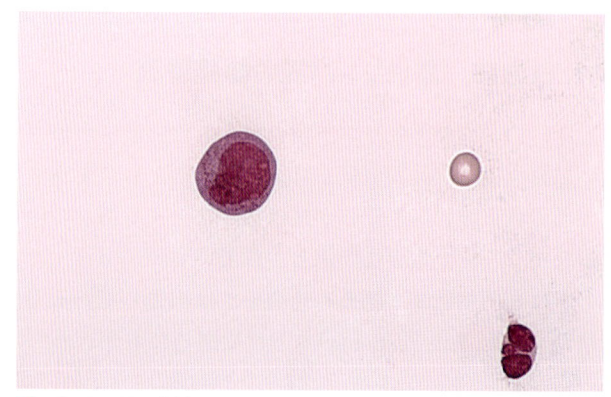

図4.3.10　同一症例　40×　May-Grünwald Giemsa 染色所見

髄液細胞数はほぼ基準値であり，計算盤上にはリンパ球や単球を散見するなか，通常のリンパ球よりやや大型の細胞（矢印）を認めた。しかし，これを白血病由来の細胞と判断することは困難と考えられる。

May-Grünwald Giemsa染色像では大型の芽球様細胞を観察することができ，N/C比増大，細胞質の微細なアズール顆粒，核形不整などの所見から病的細胞と認識できる。

症例15　急性前骨髄球性白血病（acute promyelocytic leukemia）M3の髄膜浸潤

● 患者：45歳　男性

3年前に急性前骨髄球性白血病（M3）を発症。ATRA療法，化学療法ならびに造血幹細胞移植を施行。再発，寛解を繰り返し，外来にて経過観察中であった。今回，頭痛・嘔吐を主訴に来院。項部硬直を認めたため腰椎穿刺による髄液採取を行った。

髄液検査所見：細胞数300/μL（単核球92％：多形核球8％），異型細胞（＋），髄液蛋白42mg/dL，髄液糖62mg/dL（血糖95mg/dL）。

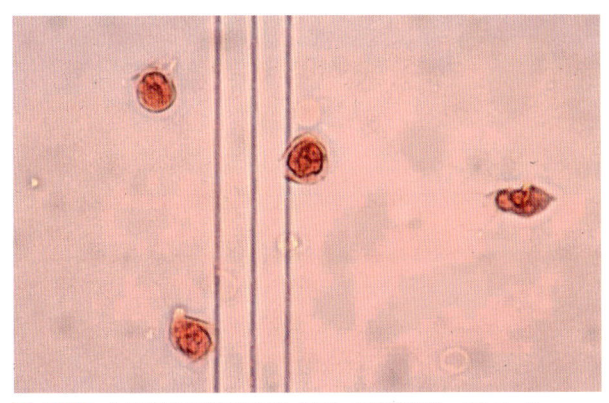

図4.3.11　急性前骨髄球性白血病（M3）の髄膜浸潤　40×　Samson染色所見

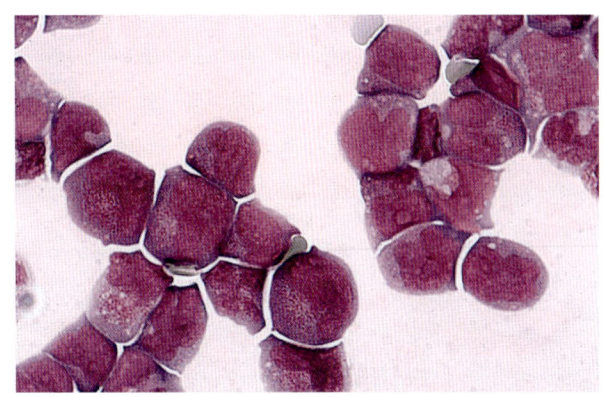

図4.3.12　同一症例　40×　May-Grünwald Giemsa染色所見

計算盤上にはN/C比の高い大型白血球の単一増生を認める。個々の細胞はやや黄色調を帯びて観察され，これは前骨髄球の生細胞の特徴所見とされる。May-Grünwald Giemsa染色像では多数のアズール顆粒をもつ前骨髄球の増生を認め，M3に由来する病的細胞と認識することができる。

検査室ノート　計算盤上での腫瘍細胞検出のための留意点

(1) 大型細胞
(2) 奇怪な形状の細胞
(3) 集合細胞
(4) 同一形態を示す異型細胞の単一増生
(5) その他の見なれない細胞

p.35　3.2 髄液細胞の観察
● 2.細胞分類

症例 16

バーキットリンパ腫（Burkitt lymphoma）L3 の髄膜浸潤

- 患者：59歳　男性

両下肢の疼痛，右下肢の筋力低下。2年前にバーキットリンパ腫と診断され，化学療法を施行し，寛解となっていた。今回，両下肢の疼痛，右下肢の筋力低下，口腔内違和感が発症し，救急外来受診した。腰椎穿刺による髄液採取を行った。

髄液検査所見：細胞数 144/μL（単核球 100%：多形核球 0%），異型細胞（＋），髄液蛋白 132mg/dL，髄液糖 46mg/dL（血糖 85mg/dL）。

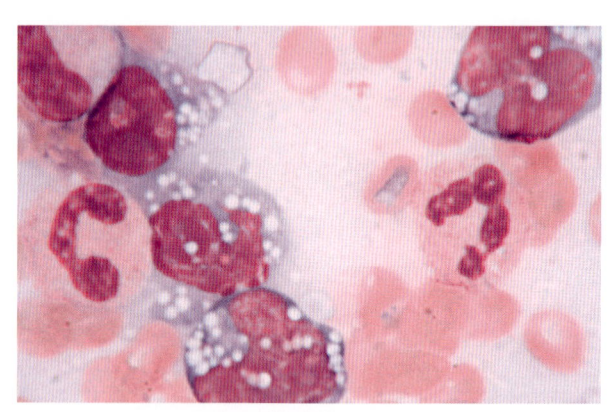

図 4.3.13　バーキットリンパ腫の骨髄　100×　May-Grünwald Giemsa 染色所見

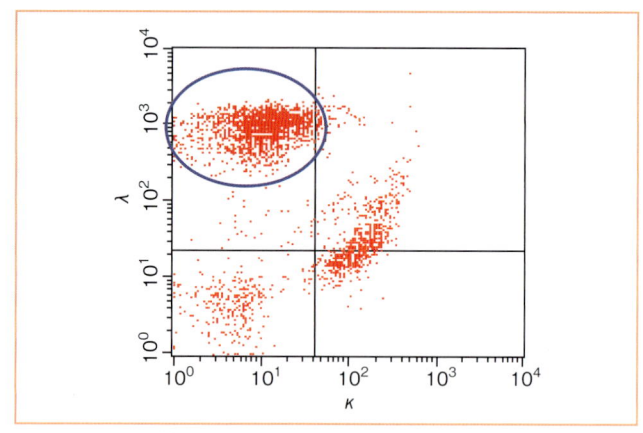

図 4.3.14　同一症例の骨髄細胞表面解析結果

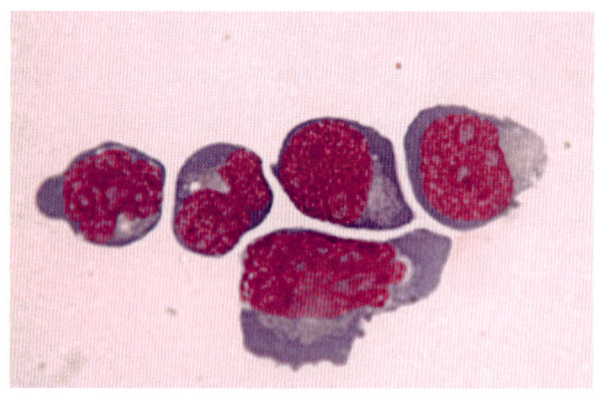

図 4.3.15　同一症例の髄液　100×　May-Grünwald Giemsa 染色所見

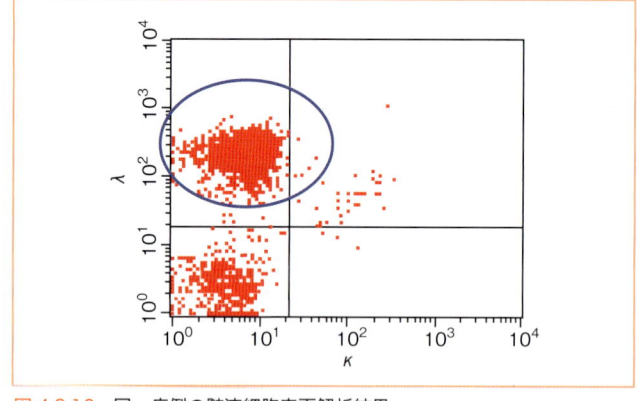

図 4.3.16　同一症例の髄液細胞表面解析結果

　初発診断時，白血球数の増加を指摘され，骨髄検査を施行した。大型で細胞質は好塩基性，空胞を有する白血病細胞を多数認めた。骨髄のFCM所見（細胞表面解析）はCD10，CD19陽性で表面免疫グロブリンのλに偏りが見られ，腫瘍性と考えられバーキットリンパ腫と診断された。

　今回の髄液検査では，May-Grünwald Giemsa染色で初診時骨髄像と同様な大型で細胞質の塩基性が強く，核小体を有する白血病細胞を認めた。FCM所見では表面免疫グロブリンのλに偏りが見られ，初発時骨髄検査と同様の形質を示し，バーキットリンパ腫の中枢神経浸潤と診断された。

症例17　急性単球性白血病（acute monocytic leukemia）M5aの髄膜浸潤

●患者：66歳　男性

　左頭痛，左眼斜視，複視，嗄声，嚥下障害。1年前に急性単球性白血病（M5a）と診断され，化学療法を施行し，寛解となっていた。今回，左頭痛，左目斜視，複視，嗄声，嚥下障害を認めたため，腰椎穿刺による髄液採取を行った。

　髄液検査所見：細胞数194/μL（単核球100％：多形核球0％），異型細胞（＋），髄液蛋白154mg/dL，髄液糖90mg/dL（血糖125mg/dL）。

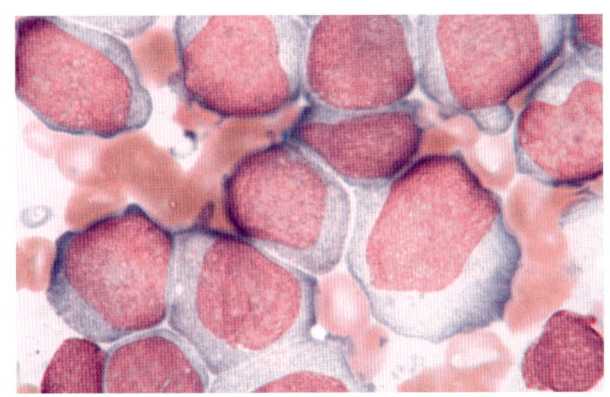

図4.3.17　急性単球性白血病の骨髄　100×　May-Grünwald Giemsa染色所見

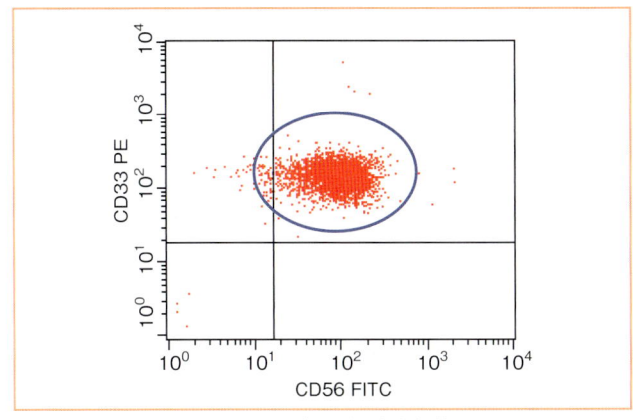

図4.3.18　同一症例の骨髄FCM（細胞表面解析）結果

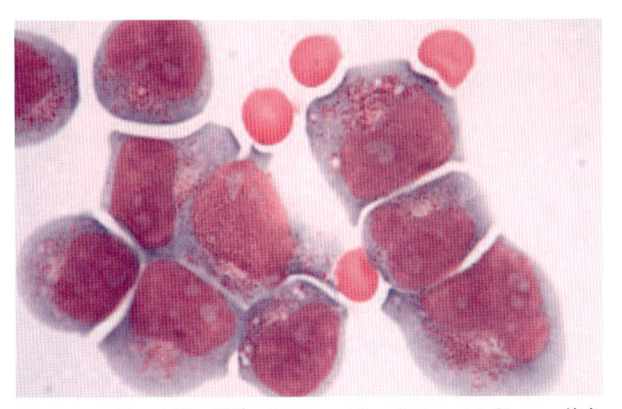

図4.3.19　同一症例の髄液　100×　May-Grünwald Giemsa染色所見

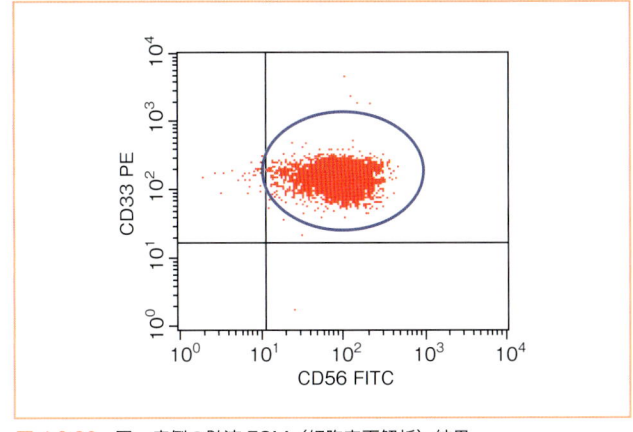

図4.3.20　同一症例の髄液FCM（細胞表面解析）結果

　汎血球減少を指摘され，骨髄検査を施行し急性単球性白血病（M5a）と診断された（blast 90％）。

　そのときの骨髄May-Grünwald Giemsa染色では，核のクロマチン構造が繊細で，核形は類円形，明瞭な核小体を有する細胞が多数認められた。FCM（細胞表面解析）所見ではCD33とCD56共に陽性の形質を示した。今回の髄液検査では，初診時骨髄像と同様な大型で細胞質の塩基性が強く，核小体を有する細胞を認めた。FCM所見は初診時同様にCD33とCD56がdouble positiveであった。

　初診時の骨髄像では，核のクロマチン構造が繊細で，核形は類円形，明瞭な核小体を有する細胞が多数認められた。骨髄のFCM所見では骨髄系マーカー（CD33）とNK細胞系マーカー（CD56）がdouble positiveであり，腫瘍細胞に特徴的な形質を示した。細胞化学染色の非特異的エステラーゼ染色陽性で急性単球性白血病（M5a）と診断された。今回の髄液検査の細胞塗抹標本のMay-Grünwald Giemsa染色では細胞質は好塩基性で顆粒をもち，核は切れ込みを有し，核クロマチン構造は繊細，核小体が目立つ細胞の増加を認めた。髄液のFCM所見は初発時骨髄検査と同様な形質を示し，急性単球性白血病（M5a）の中枢神経浸潤と診断された。

　CD56は細胞接着分子として腫瘍播種のメディエーターとしての役割を果たしているといわれており，CD56発現例では中枢神経系白血病の併発が多く見られると報告されている。

■4章 疾患と髄液細胞所見

> **症例18**
>
> ### 急性前骨髄球性白血病（acute promyelocytic leukemia）AML-M3の髄膜浸潤
>
> ●患者：23歳　男性
>
> 　頭痛，倦怠感。5年前に急性前骨髄球性白血病（M3）と診断され，化学療法を施行し，寛解となっていた。今回，頭痛，嘔吐，意識レベルの低下にて救急外来受診，くも膜下出血の疑いにて脳外科入院，腰椎穿刺による髄液採取を行った。
>
> 　髄液検査所見：細胞数 605/μL（単核球100％：多形核球0％），異型細胞（＋），髄液蛋白 77mg/dL，髄液糖 37mg/dL（血糖112mg/dL）。

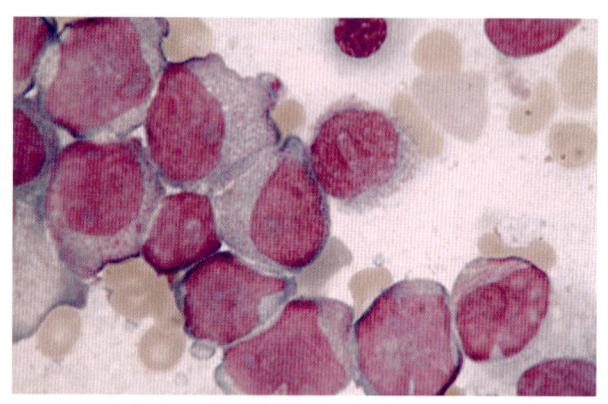

図 4.3.21　急性前骨髄球性白血病の骨髄　100×　May-Grünwald Giemsa 染色所見

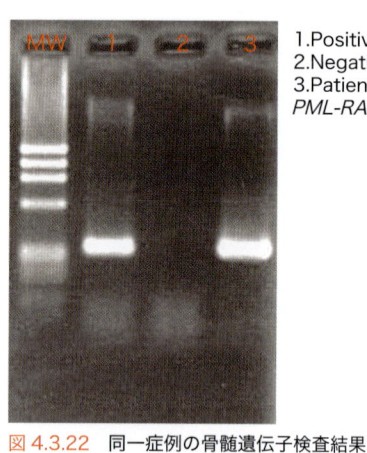

図 4.3.22　同一症例の骨髄遺伝子検査結果
1.Positive Ct
2.Negative Ct
3.Patient
PML-RARA mRNA（＋）

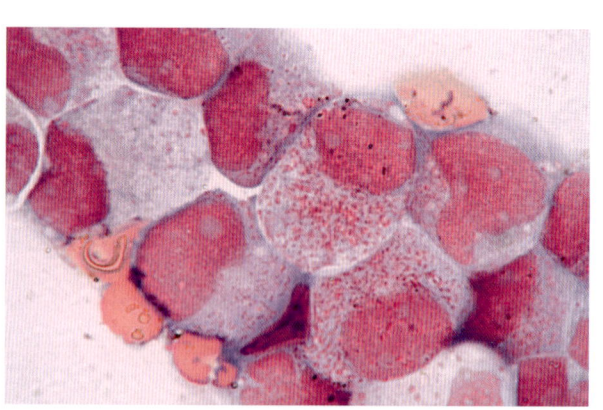

図 4.3.23　同一症例の髄液　100×　May-Grünwald Giemsa 染色所見

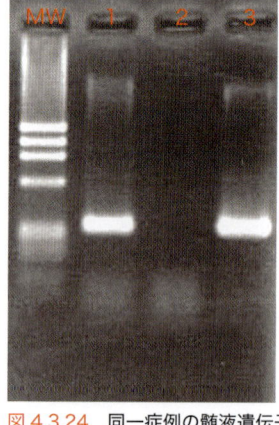

図 4.3.24　同一症例の髄液遺伝子検査結果
1.Positive Ct
2.Negative Ct
3.Patient（髄液）
PML-RARA mRNA（＋）

　汎血球減少を指摘され，骨髄検査を施行し急性前骨髄球性白血病（M3）と診断された。そのときの骨髄May-Grünwald Giemsa染色では，核のクロマチン構造は繊細網状で，核形は類円形，核小体は明瞭，またアズール顆粒を多数もつ異常な細胞の増加を認めた。骨髄遺伝子検査にて *PML-RARA* mRNAが陽性であった。今回の髄液検査では，初診時骨髄像と同様な顆粒を有する大型の細胞を認めた。遺伝子検査にて *PML-RARA* mRNAが陽性であった。

　初診時の骨髄像では，核のクロマチン構造は繊細網状で，核形は類円形，核小体は明瞭，またアズール顆粒を多数もつ異常細胞の増加を認めた。遺伝子検査にて *PML-RARA* mRNAが陽性で，AML-M3と診断された。今回の髄液検査の細胞塗抹標本May-Grünwald Giemsa染色では，初診時骨髄像と類似したアズール顆粒を多数もつ異常細胞を認めた。髄液の遺伝子検査にて *PML-RARA* mRNAが陽性で，AML-M3の中枢神経浸潤と診断された。

☞ p.20　2.2 疾患と検査の進め方
　●5.遺伝子検査

(2) 悪性リンパ腫

　転移性の悪性リンパ腫（malignant lymphoma）の組織型の多くは非ホジキンリンパ腫である。髄液中の腫瘍細胞形態は，N/C比が著しく増大し，核形不整や幼若な核クロマチン染色性を認める（図4.3.25）。May-Grünwald Giemsa染色像では狭小な細胞質は好塩基性を示すことが多く，幼若で柔らかい核網工を示す。成人T細胞白血病リンパ腫（adult T-cell leukemia-lymphoma；ATLL）やホジキンリンパ腫では多形性を示す大型細胞や多核細胞が出現し（図4.3.26, 4.3.27），これが本症推定に有力な所見となることがある[4,7]。

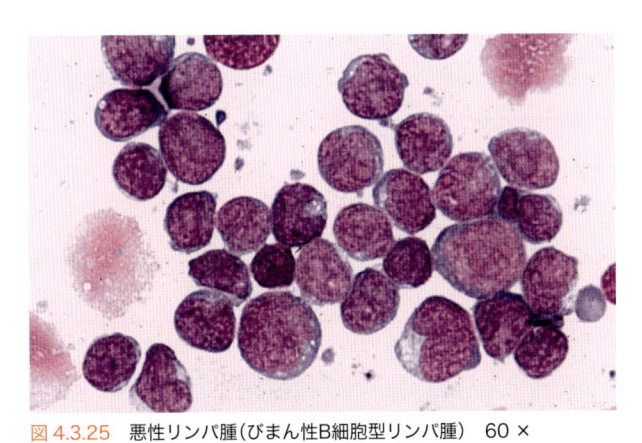

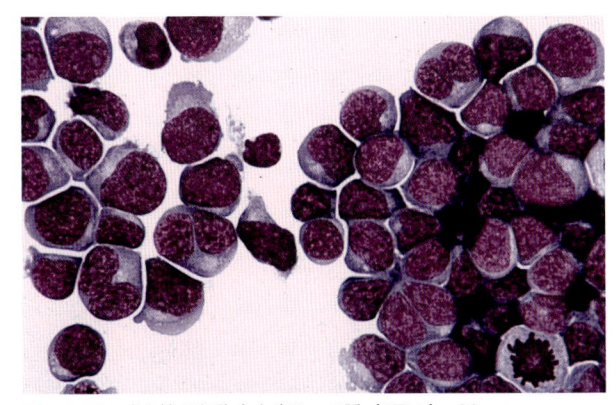

図4.3.26　成人性T細胞白血病リンパ腫（ATLL）　60×　May-Grünwald Giemsa染色所見
細胞は大小不同，多形性に富み，多核細胞も認める。好塩基性の細胞質，粗造で強いクロマチン染色性がATLLの特徴所見である。

図4.3.25　悪性リンパ腫（びまん性B細胞型リンパ腫）　60×　May-Grünwald Giemsa染色所見
N/C比が極めて高く，一部に核の切れ込みや巻き込みを認める。核クロマチンは粗網状で幼若な染色性を示している。

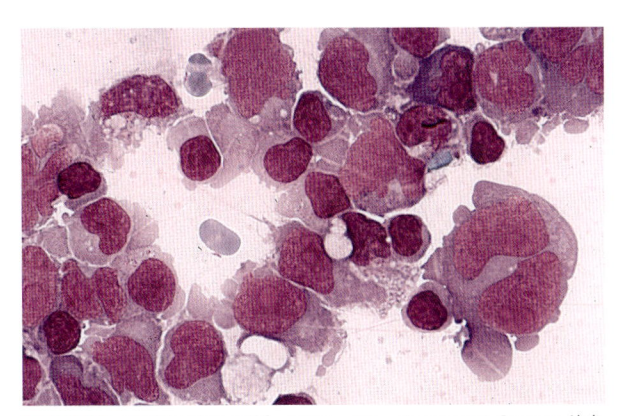

図4.3.27　ホジキンリンパ腫　60×　May-Grünwald Giemsa染色所見
稀ではあるがホジキンリンパ腫も髄膜浸潤をきたす。細胞は大型で核クロマチン染色性は柔らかく，一部には鏡像を示すReed-Sternberg巨細胞も観察される。背景にはいくらかの成熟リンパ球を認め，腫瘍細胞との比較に役立つ。

検査室ノート　細胞塗抹標本上の一般的な腫瘍細胞形態

(1) 細胞の大小不同
(2) 不整形細胞の出現
(3) N/C比の増大
(4) 核形の不整
(5) 核クロマチン染色性の増加と多彩性
(6) 核クロマチンの染色性の幼若化
(7) 核小体の腫大と数の増加

2. 癌腫の髄膜転移（髄膜癌腫症）

　癌治療成績の向上による生存期間の延長に伴い，癌治療後の患者に脳転移や髄膜転移が発見される機会が増加している。癌腫が髄膜転移や髄膜播種をきたす病態を髄膜癌腫症という。髄膜癌腫症は一般に予後不良で，確定診断後の生存期間は自然経過で3か月以内とされているが，発見が早いほど放射線や抗悪性腫瘍薬による積極的な治療により延命できる可能性は高い。癌腫の組織型はその発生頻度から腺癌が圧倒的に多く，原発巣としては胃癌，肺癌，大腸癌，乳癌などが多いとされる。腺癌のほかには扁平上皮癌，小細胞癌，朱分化癌などがあげられる。なお，多発性骨髄腫，悪性黒色腫や肉腫病変などの非上皮性腫瘍も稀に髄膜転移をきたすことがある。なお，臨床的には悪性腫瘍が疑われておらず，髄液検査で腫瘍細胞を検出し，初めてそれが明らかになる例も少なくない[4]。

> ### 症例 19
> **腺癌（adenocarcinoma）の髄膜転移**
> ● 患者：57歳　男性
> 　急激な体重減少，食思不振，頭痛を主訴とし来院。髄液より腫瘍細胞が検出され，全身精査により胆管原発の腺癌であることが判明した。
> 　髄液検査所見：細胞数 21/μL（単核球 65％：多形核球 35％），異型細胞（＋），髄液蛋白 77mg/dL，髄液糖 41mg/dL（血糖 89mg/dL）。

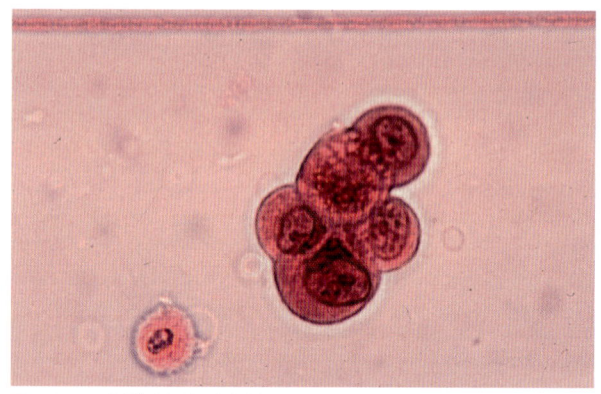

図 4.3.28　髄膜癌腫症（腺癌）　40×　Samson 染色所見

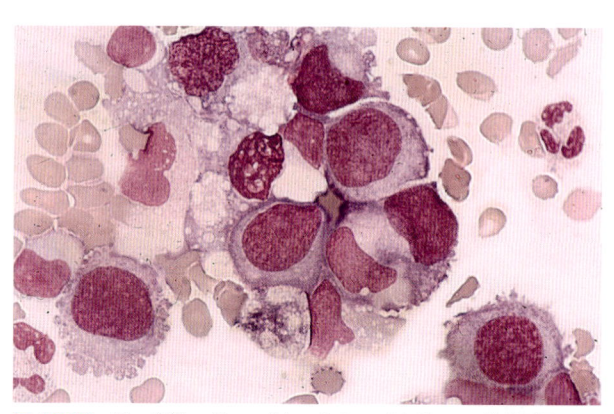

図 4.3.29　同一症例　40×　May-Grünwald Giemsa 染色所見

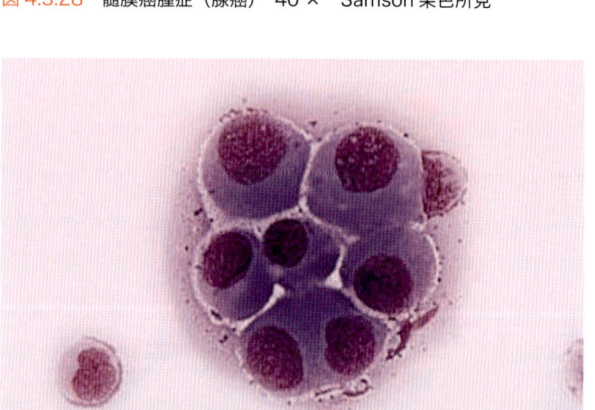

図 4.3.30　腺癌細胞（肺原発）　40×　May-Grünwald Giemsa 染色所見
好塩基性の細胞質を有し，核は偏在して見られる。核クロマチンの染色性が強く，周囲に認められる単球の核クロマチン染色性と比較するとその差は明らかである。

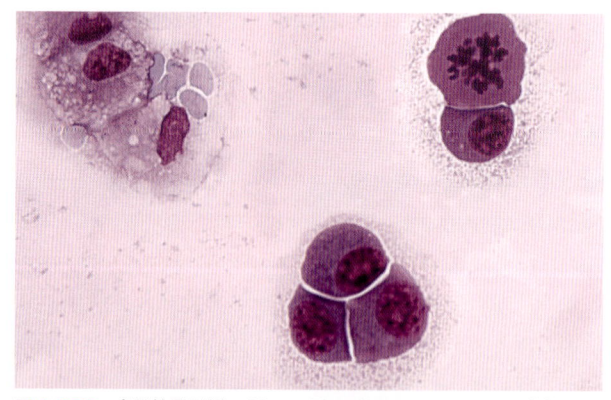

図 4.3.31　多発性骨髄腫　40×　May-Grünwald Giemsa 染色所見
核偏在し，赤紫色調の細胞質をもつ異型形質細胞が認められる。核は粗造で核内には大小のクロモセンターが見られ，ゴツゴツした印象を受ける。腫瘍細胞の盛んな増生を示す核分裂像も観察される。

　計算盤上の腺癌細胞は小集団あるいは弧在性に出現し，サムソン染色像でも核形不整や核小体を観察できることが多い。May-Grünwald Giemsa 染色像ではN/C比が増大した異型細胞の集合を認め，細胞質の一部あるいは全体が汚れたような濃い塩基性を示すことが多い。核は偏在し核クロマチン染色性は一般に強い。

> **検査室ノート　髄液細胞塗抹標本上の白血病細胞，悪性リンパ腫細胞検出のための留意点**
>
> (1) ウイルス性髄膜炎の場合と異なり，わずかの細胞増多にもかかわらず病的細胞を認め，周囲のリンパ球や単球とは関連性のない細胞形態を示す。
> (2) N/C比の高い細胞の単一増生に注意する。
> (3) 髄膜浸潤をきたした例では一般に髄液細胞数が増加するほど腫瘍細胞の占める割合が高くなる。
> (4) 腫瘍細胞の核質構造は微細でかつ密であり，クロマチン染色性は柔らかく，大型の核小体を認めることが多い。また骨髄系ではしばしば細胞質にアズール顆粒を認める。

［大田喜孝，〈症例16〜18〉常名政弘・増田亜希子］

参考文献

1) "The 2007 WHO Classification of Tumors of the Central Nervous System," Acta Neuropathol, 2007；114：97-109.
2) Qian X et al.："Cerebrospinal fluid cytology in patients with ependymoma：a bi-institutional retrospective study," Cancer, 2008；114：307-314.
3) Savage NM et al.："The cytologic findings in choroid plexus carcinoma：report of a case with differential diagnosis," Diagn Cytopathol, 2012；40：1-6.
4) 大田喜孝，安倍秀幸：「脳脊髄液の細胞診，細胞診の基本から実践へ」，病理と臨床，2013；臨時増刊 vol.31：242-251.
5) 河本圭司，他：「脳腫瘍臨床病理カラーアトラス 第3版」，34-91，医学書院，2009.
6) Abe H et al.："Follow-up evaluation of radiation-induced DNA damage in CSF disseminated high-grade glioma using phospho-histone H2AX antibody," Diagn Cytopathol, 2012；40：435-439.
7) 中野祐子，他：「髄膜浸潤を来した白血病ならび悪性リンパ腫の髄液細胞形態の検討」，日本臨床細胞学会雑誌，1998；37(3)：286-291.

4.4 各種中枢神経系疾患における髄液所見の比較

これまで述べてきた主要な中枢神経系疾患の髄液所見を比較する意味で，細胞所見や化学所見を留意事項とともに表4.4.1にまとめた。

表4.4.1 各種中枢神経系疾患における髄液所見の比較

疾患名	髄液圧 (mmH₂O)	細胞数 (/μL)	単核球 (%)	多形核球 (%)	髄液糖 (mg/dL)	髄液蛋白 (mg/dL)	髄液LD (IU/L)	留意事項
正常髄液	70～180	2* (0～4)	99 (98～100)	1 (0～2)	血糖値の 60～80%	50以下	50以下	正常髄液での多形核球の存在は末梢血からの混入の可能性あり。
細菌性髄膜炎	↑↑	2,059 (11～14,034)	12 (3～51)	88 (49～97)	↓↓	↑↑	↑↑	著明な細胞増多を示すため，髄液は肉眼で白濁して見られることが多い。
ウイルス性髄膜脳炎	↑	182 (8～1,012)	81 (28～100)	19 (0～72)	→	→↑	→↑	病初期（とくに小児）に髄液が採取されると多形核球優位を示すことが少なくない。
クリプトコッカス髄膜炎	↑↑	138 (2～380)	88 (62～98)	12 (2～38)	↓	↑	↑	免疫能低下を伴う続発性クリプトコッカス症の例では細胞増多を認めず，多数の大型菌体を計算盤上に確認できる。
好酸球性髄膜炎	↑	207 (7～890)	24 (17～64)	76 (36～83)	→	→↑	→↑	平均で約70%に好酸球を認める。寄生虫感染のほか，異物に対するアレルギーや薬剤に対する副作用として認める。
くも膜下出血 (無菌性髄膜反応)	↑↑	28 (2～380)	86 (56～97)	14 (3～44)	→	→↑	↑↑	くも膜下出血ではキサントクロミー（+）。細胞増多は軽度で単球，組織球が目立つ。
腫瘍性疾患 (原発性脳腫瘍，転移性腫瘍)	↑↑	45 (6～110)	72 (34～92)	28 (8～66)	→↓	↑	↑	異型細胞の混在を認める。

*平均値（最小値～最大値）

［大田喜孝］

参考文献

1）大田喜孝：「髄液細胞診でわかる中枢神経系の病態」，臨床検査，2007；特集140号：72-77．
2）大田喜孝：「脳脊髄液の細胞診」，細胞診のすすめ方 第3版，188-196，西 国広 編著，近代出版，2012．

4.5 その他の病態と髄液細胞所見

4.5.1 ギラン・バレー症候群

　ギラン・バレー（Guillain-Barré）症候群は，末梢神経髄鞘に対する感染あるいは中毒・アレルギーによって生じる脱髄疾患と考えられており，発症は急速で，数日〜2週間をピークに運動障害を伴った末梢神経症状が認められる。症状は腰部神経から始まり上方に向かって急速に広がる。四肢の運動障害や腱反射消失を認め，急性発症後数週間で徐々に自然回復するが，一部再燃する例もある。病態は末梢神経や神経根の多発性炎症反応と脱髄であり，重症例では脳神経麻痺や呼吸筋麻痺による呼吸不全をきたすものもある。青年期〜中年期にかけ好発し，欧米に多いとされてきたが，近年わが国でも患者は増加傾向にある。

　髄液蛋白の著明上昇を認めるが，細胞数の増加はなく $10/\mu L$ 以下にとどまる。いわゆる「蛋白細胞解離」を特徴とする。髄液細胞像はわずかのリンパ球，単球を散見するのみである。

4.5.2 HTLV-I 関連脊髄症（HTLV-I-associated myelopathy；HAM）

　HTLV-I関連脊髄症（HAM）は成人T細胞白血病（adult T-cell leukemia；ATL）の原因とされるHTLV-I（human T-cell lymphotropic virus type I）が関与した痙性脊髄麻痺である。HAMはATLの発症が多い地域，HTLV-Iのキャリアの比率が高い地域におのずと発症頻度が高い。おもな初発症状は歩行障害，感覚障害，排尿障害などがあり，いずれの症状も原則として緩徐進行性である。歩行障害の場合，歩行時につまずきやすくなったことを最初に主訴とする場合が多い。その後，引きずり歩行が始まり，最終的には歩行困難になる。発症から歩行困難に至るまでの期間は4か月から40年とさまざまである。

　HAMの診断基準は以上の臨床所見に加え，血液中および髄液中の双方にHTLV-I抗体が証明される点が重要となる。髄液細胞数は一般に基準値内にとどまる場合が多いが，ときにリンパ球主体の軽度〜中等度の細胞の増加を示すこともある。また，髄液中にATL様細胞が出現することがあり，この場合，末梢血中にも同様の細胞を認めることが多いとされている。

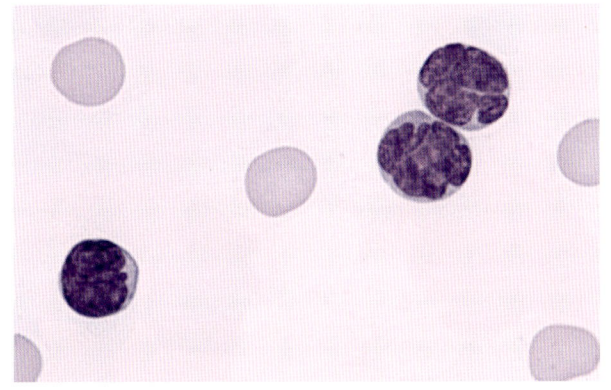

図4.5.1　HAMの髄液に出現したATL様細胞　100×　May-Grünwald Giemsa染色所見
flower cellとよばれる花弁状に分葉した核を示している。

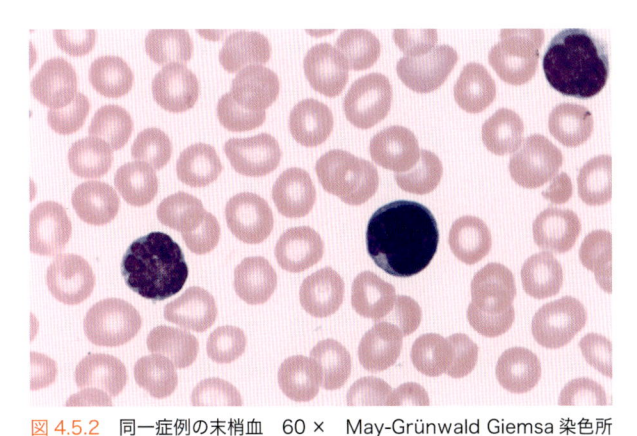

図4.5.2　同一症例の末梢血　60×　May-Grünwald Giemsa染色所見
髄液中にATL様細胞が検出される場合，末梢血中にも同様の異型細胞を認めることが多い。

■ 4章 疾患と髄液細胞所見

4.5.3 多発性硬化症（multiple sclerosis；MS）

　多発性硬化症は最も代表的な脱髄性疾患である。脱髄とは中枢神経の神経線維のミエリンが崩壊，脱落する状態をいう。このミエリンが完全に失われると神経伝達に障害を起こす。多発性硬化症では脳と脊髄に脱髄による広範囲な障害を認め，視力障害，運動麻痺，脱力，言語障害，膀胱障害など多彩な臨床症状を呈する。本疾患は再発と寛解を繰り返すことが特徴とされ，発症機序はいまだ明らかではないが，自己免疫説，遅発性ウイルス感染説が有力である。

　多発性硬化症の髄液細胞所見としては病態の活動期に軽度の細胞増加が認められ，非活動期には正常化する。出現する細胞は大部分がリンパ球であるが，約半数の症例で活動期に形質細胞の増加を認めるとの報告がある。他の髄液所見としては髄液蛋白の上昇がある。髄液蛋白は活動期に上昇する傾向を認め，この機序として免疫グロブリンが中枢神経組織内で産生されるためとされている。

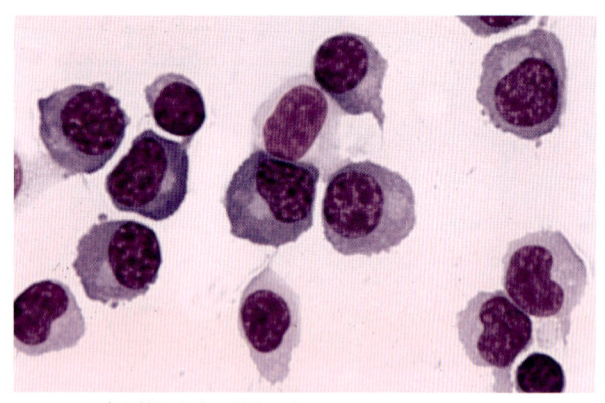

図 4.5.3　多発性硬化症の髄液細胞　60 ×　May-Grünwald Giemsa 染色所見
多発性硬化症の活動期には形質細胞の増加を認めることがある。形質細胞の細胞質は強い塩基性を示し，一部に明庭を認める。核クロマチンは粗造で強い染色性を示す。

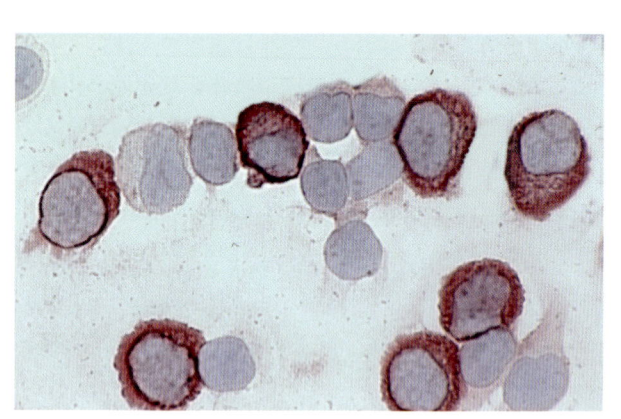

図 4.5.4　同一症例　60 ×　免疫細胞化学染色所見
表面免疫グロブリン（Sm-Ig）を用いた免疫細胞化学染色で形質細胞は強い陽性を示す。

4.5.4　脳ヘルニア

　脳ヘルニアとは腫瘍や炎症，出血，浮腫などの原因により脳組織にびまん性，あるいは局所性の肥大が生じ，頭蓋構造のため脳が圧排され，圧の低い方に向かって脳が押し出される病態をいう。脳ヘルニアを生じる部位によって帯状回ヘルニア，中心性ヘルニア，鉤ヘルニア，小脳扁桃ヘルニアなどに分類される。

　この中でとくに小脳扁桃ヘルニアでは壊死に陥った偏位小脳組織がくも膜下腔に脱落し，髄液中にプルキンエ細胞を認めることがあり，新生児では髄液中のこの所見から初めて本症が明らかにされる場合もある。

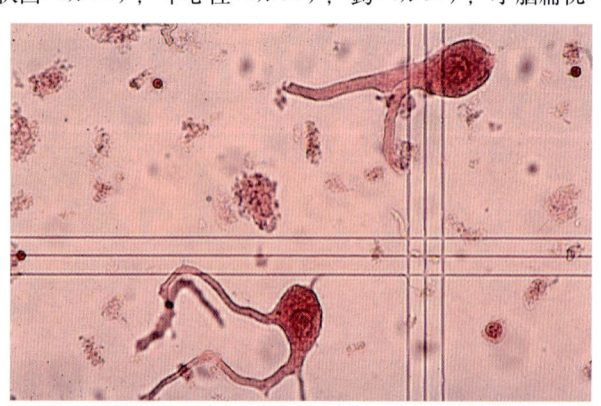

図 4.5.5　小脳扁桃ヘルニアの髄液　20 ×　Samson 染色所見
5 生日の新生児に認められた例であり，小脳組織由来の大型で奇怪な形状のプルキンエ細胞を認める。

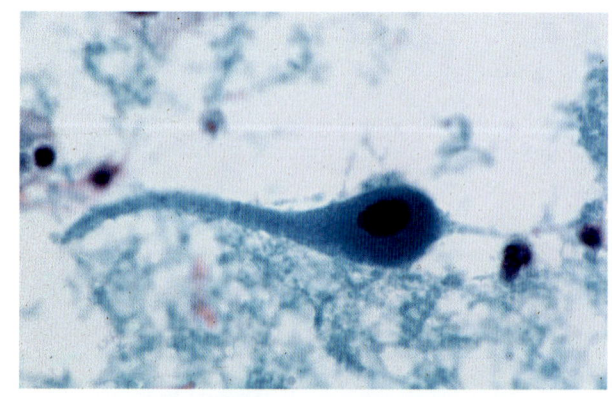

図 4.5.6　同一症例の細胞像　60 ×　Papanicolaou 染色所見
壊死物質を背景に有尾形状のプルキンエ細胞を認める。

［大田喜孝］

参考文献

1) Osame, M et al.: "HTLV-1 associated myelopathy: A new clinical entity," Lancet, 1986；1：1031-1032.
2) 納 光弘, 他：「HTLV-1 associated myelopathy（HAM）－新しい疾患概念の提唱」, 日本医事新報, 1986；3236：29-34.
3) 佐藤能啓, 大田喜孝：「髄液細胞標本の作製法」, 髄液細胞アトラス, 146-150, 加地正郎（監）, 朝倉書店, 1987.
4) 岩田 誠, 他：「前脊髄動脈の拡張・蛇行と脊髄クモ膜下腔を充満する小脳皮質組織片」, 神経内科, 1977；7：84-86.

4.6 医原性細胞（髄液採取時の混入）

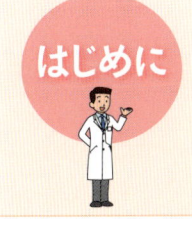

> **はじめに**
> 腰椎穿刺や脳室ドレナージによる髄液採取時に医原的誘因によって混入したさまざまな細胞が髄液中に認められることがある。これらの細胞は原則として病的あるいは診断的意義をもたないが，他の病的細胞と見誤らないよう注意が必要である。

4.6.1 皮膚の重層扁平上皮細胞

扁平上皮表層部の角質化層より剥離混入した細胞は，鱗片状で無核のものが多い（図4.6.1）。扁平上皮の深層部になるほど小型円形化し，ほぼ中心部に核を有する。核周囲にケラトヒアリン顆粒を認めることもある。なお，鱗片状の扁平上皮細胞は検者の手指から計算盤に付着した可能性もある。

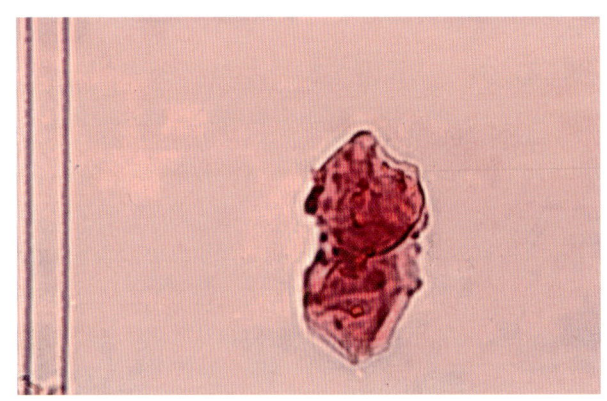

図4.6.1　扁平上皮細胞の混入　40×　Samson染色所見
皮膚表層の角質化した無核の扁平上皮細胞と考えられ，穿刺時に患者皮膚から混入したか，あるいは検査技術者の手指より剥離混入したものと考えられる。

4.6.2 椎体軟骨細胞

穿刺針の先端が椎体軟骨に触れると，軟骨細胞や軟骨基質が髄液に混入することがある。軟骨細胞はSamson染色で濃くべっとりと染色され，よく観察すると細胞内に小型の核を認めることができる（図4.6.2）。May-Grünwald Giemsa染色では赤紫色に強く染まり，核周囲にhaloを認めることがある。ときに細胞周囲に無構造赤紫色の軟骨基質を伴うこともある（図4.6.3）。

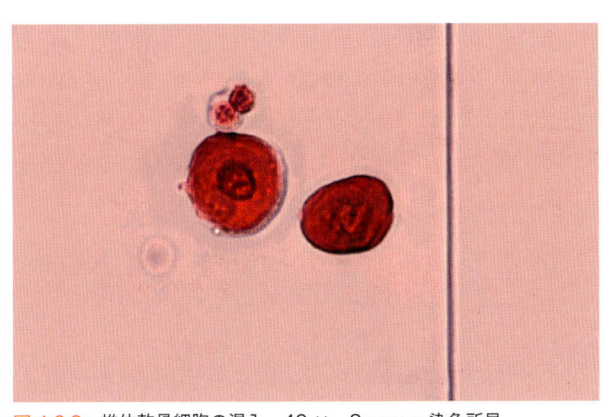

図4.6.2　椎体軟骨細胞の混入　40×　Samson染色所見

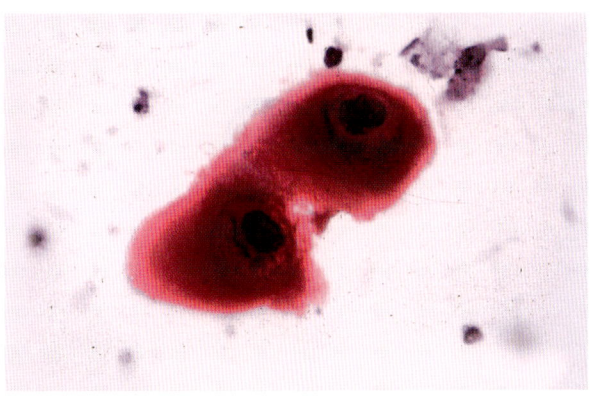

図4.6.3　同一症例　40×　May-Grünwald Giemsa染色所見

4.6.3 赤血球

腰椎穿刺時に脊髄硬膜外静脈叢を損傷すると髄液に末梢血が混入し，多くの赤血球を認めることがある．この場合，頭蓋内出血との鑑別が必要となるが，穿刺時出血では頭蓋内出血に見るような髄液腔内での出血を反映する所見（キサントクロミー，組織球のヘモジデリン貪食など）を認めない．

なお，これとは別の意味合いとして，脳室ドレナージ髄液に変性，破砕した赤血球が出現し，判定を難しくすることがある（図4.6.4）．破片の色調に留意し，周囲に保存のよい赤血球を探し出すことが判定に役立つ場合がある．

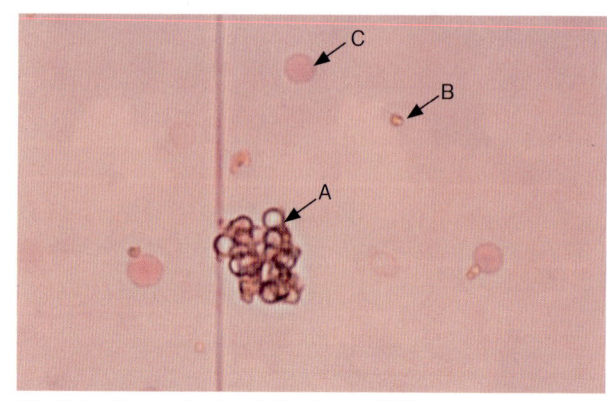

図4.6.4　変性した赤血球，脳室ドレナージ髄液　40×　Samson染色所見
ときに変性したさまざまな形状の赤血球が出現し，その判断を難しくさせることがある．とくにドレナージ髄液では注意する．A：萎縮・凝集した赤血球群，B：破砕した赤血球片，C：膨化した赤血球．

4.6.4 赤芽球

頭蓋内出血，穿刺時出血を問わず，赤芽球の増加した末梢血が髄液中に流入すると計算盤や塗抹標本に赤芽球が出現することがある．とくに新生児では末血中に赤芽球が多く，混入のみならず脳室内出血やくも膜下出血においても赤芽球を認めることがある．赤芽球はリンパ球に類似した形態を示すが，細胞質が赤血球と同様の色調を呈すること，周囲に赤血球の同時出現を認めることなどが鑑別のポイントとなる（図4.6.5, 4.6.6）．また，後に述べる骨髄血の混入によって赤芽球が出現することもある．

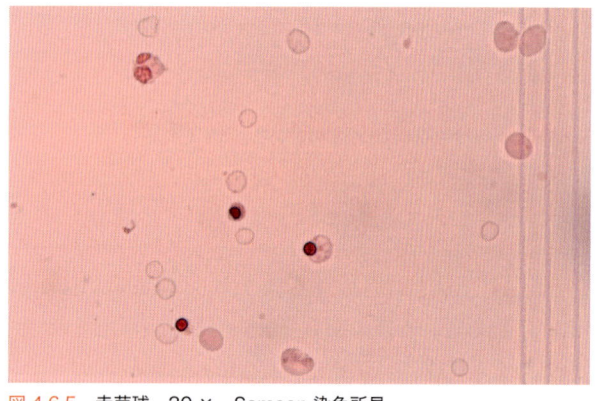

図4.6.5　赤芽球　20×　Samson染色所見
計算盤上ではリンパ球に似ているが，より小型で細胞質の染色性は赤血球と同じである．赤芽球が出現する場合，必ず周囲に多数の赤血球が認められる．

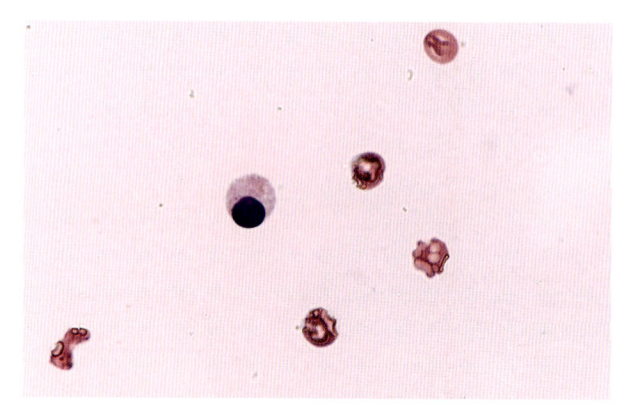

図4.6.6　赤芽球　100×　May-Grünwald Giemsa染色所見
核はリンパ球より小型で濃縮状の染色性を示し，細胞質は周囲の赤血球とほぼ同様の染色性を示している．

4.6.5 骨髄細胞

ときに骨髄細胞が髄液中に混入することがある．その原因の多くは腰椎穿刺時に誤って椎体骨骨髄内に穿刺針が挿入され，針内に入った骨髄細胞が髄液とともに採取されることで生じる．赤芽球，幼弱顆粒球，巨核球など3系統すべての骨髄細胞が認められることもあり，白血病の髄膜浸潤や他の悪性腫瘍などと誤認しないよう注意が必要である（図4.6.7, 4.6.8）．悪性疾患との鑑別には赤芽球の存在を目安とすればよい．

とくに患者に骨粗鬆症（osteoporosis）がある場合に頻度が高い．これは骨粗鬆症のために骨梁が菲薄となり，容易に穿刺針が骨梁を通過するためである（図4.6.9）．したがって骨粗鬆症の頻度が高い高齢の女性の腰椎穿刺髄液の評価に際しては骨髄血混入の可能性を常に念頭に置いておく必要がある．

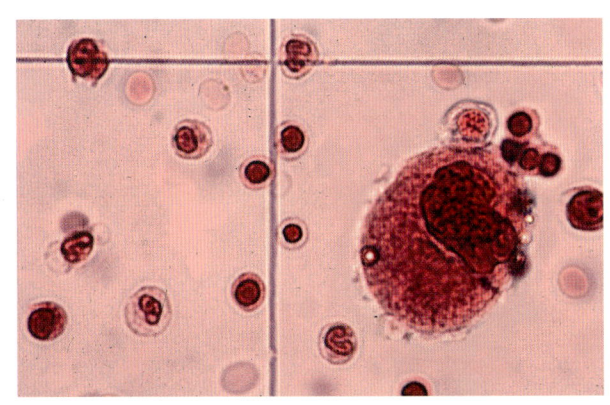

4.6 医原性細胞（髄液採取時の混入）

図 4.6.7　骨髄細胞の混入　40×　Samson 染色所見
赤芽球，巨核球，幼若白血球が混在して認められる。白血病やほかの悪性腫瘍と誤認しないよう注意が必要である。

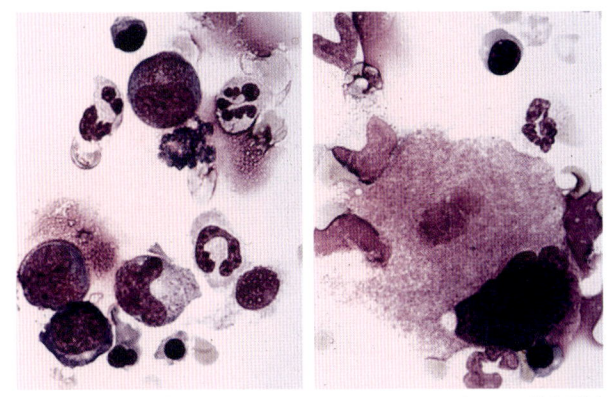

図 4.6.8　骨髄細胞の混入　40×　May-Grünwald Giemsa 染色所見
正常の骨髄に存在する 3 系統の細胞が観察される。赤芽球の存在は悪性疾患との鑑別に役立つ。

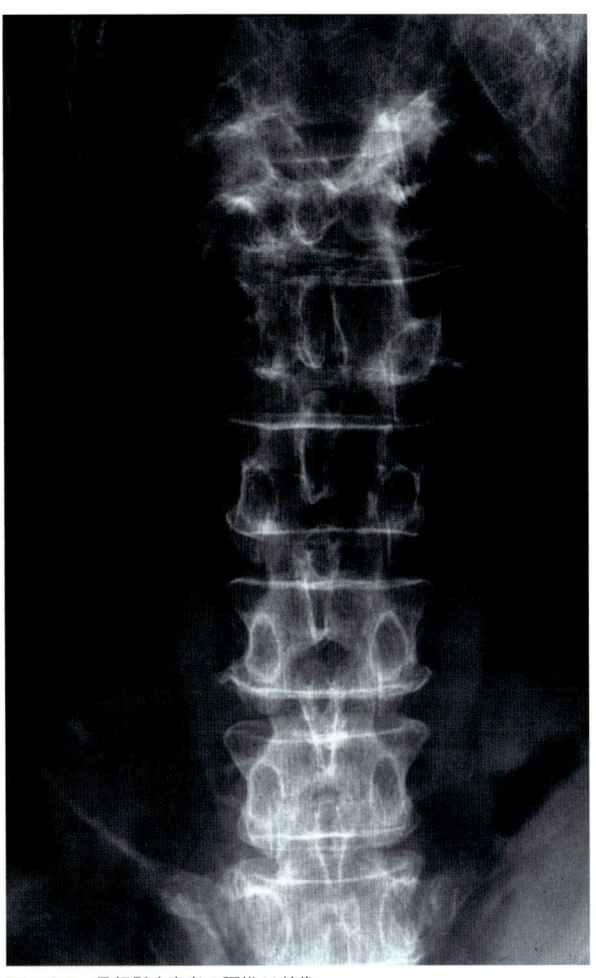

図 4.6.9　骨粗鬆症患者の腰椎 X 線像
骨梁の著明な減少を認める。

4.6.6　脳室ドレナージ髄液に見られる医原性細胞所見

　髄液の循環経路である中脳水道が種々の病因で閉鎖し，水頭症をきたした場合，治療を目的として脳室ドレナージが施行される。脳室ドレナージでは頭蓋骨を開孔し，大脳実質を穿破してドレーンを進め，先端部を側脳室に到達させ髄液を排出する。したがって，ドレナージで得た髄液には大脳実質の組織をはじめ，軟膜細胞や脈絡叢細胞が混入する可能性が高い。

1. 脳室脈絡叢細胞

ドレナージ髄液には髄液を産生する脈絡叢細胞もよく出現する。側脳室に挿入されたドレーン先端が脈絡叢組織を物理的に刺激するために剥離混入するものと考えられる。脈絡叢細胞は細胞間結合が強く，数個～十数個の小集団として認められることが多い。Samson染色像ではフクシンに淡く染まるレース状の細胞質とほぼ円形の小型核として観察される（図4.6.10）。May-Grünwald Giemsa染色像では細胞質はきめ細やかな構造で淡紫色を呈し，核は類円形で比較的強く染まる。細胞集団として出現することが多く，腫瘍細胞などと見誤らないよう注意が必要である（図4.6.11）。

ときに腰椎穿刺髄液にも脈絡叢細胞を認めることがあり，急性髄膜脳炎など髄腔に強い炎症がある場合に頻度が高い。

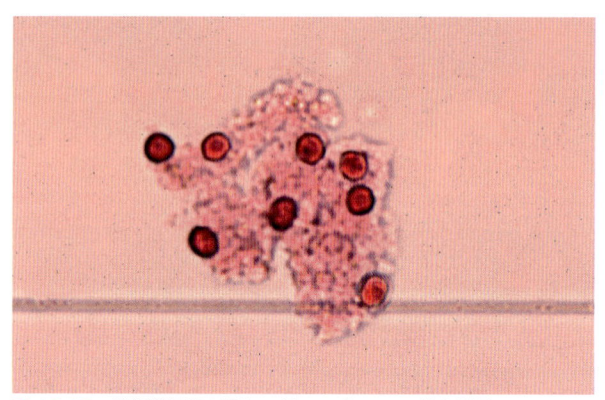

図4.6.10 脈絡叢細胞の混入　40×　Samson染色所見
脈絡叢細胞は細胞間結合が強く，細胞集団として認めることが多い。淡く染まる細胞質の中に円形の小型核が認められる。

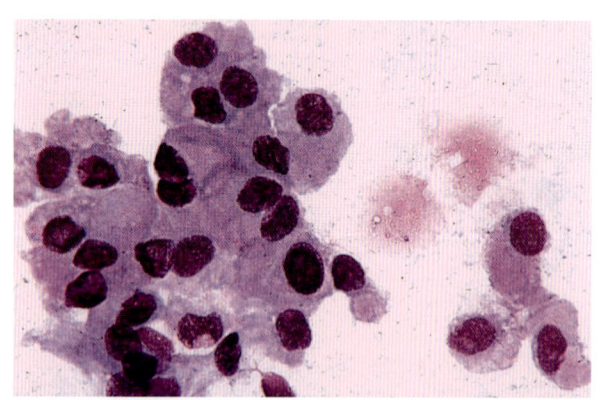

図4.6.11 脈絡叢細胞の混入　40×　May-Grünwald Giemsa染色所見
脈絡叢細胞の細胞質はきめ細やかな淡紫色を示し，類円形の核は比較的強く染まる。

2. 大脳実質の組織小片

ドレーンによって挫滅された大脳実質組織がドレーン先端の孔を通じて髄液中に混入する。Samson染色像ではフクシンでよく染まる"スポンジのかけら状物質"として観察される（図4.6.12）。May-Grünwald Giemsa染色像で基質は淡い紫色を呈し，その中に小型でN/C比の高い少数のグリア細胞が散在する（図4.6.13）。大脳実質の組織片は脳室ドレナージ髄液だけに認められる医原性所見である。

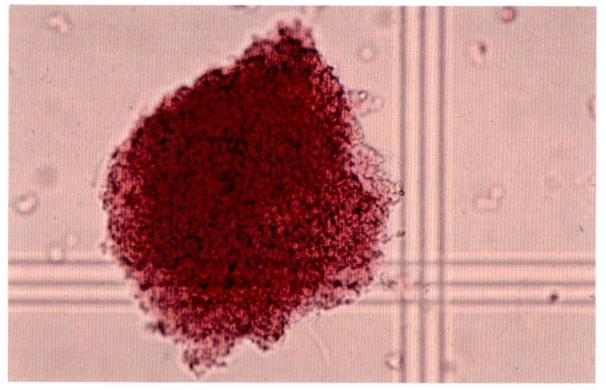

図4.6.12 大脳実質組織片の混入　20×　Samson染色所見
大脳組織片は脳室ドレナージ髄液でしばしば出現する。Samson染色によく染まり，スポンジ片状の様相を呈する。

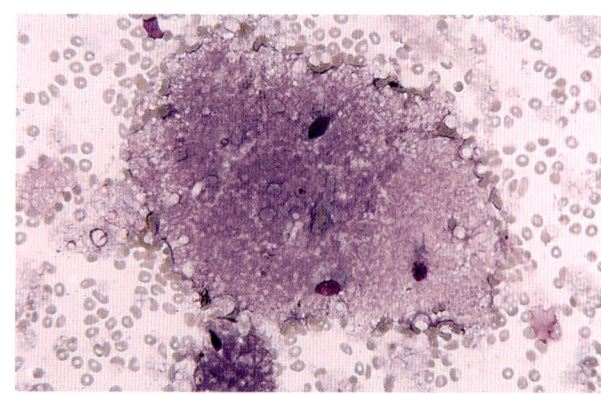

図4.6.13 骨髄細胞の混入　20×　May-Grünwald Giemsa染色所見
淡紫色の大脳基質の中に数個のグリア細胞が観察される。

[大田喜孝]

参考文献

1) 佐藤能啓，大田喜孝：「髄液細胞標本の作製法」，髄液細胞アトラス，26-28，加地正郎（監），朝倉書店，1987.

5章 髄液細胞アトラス

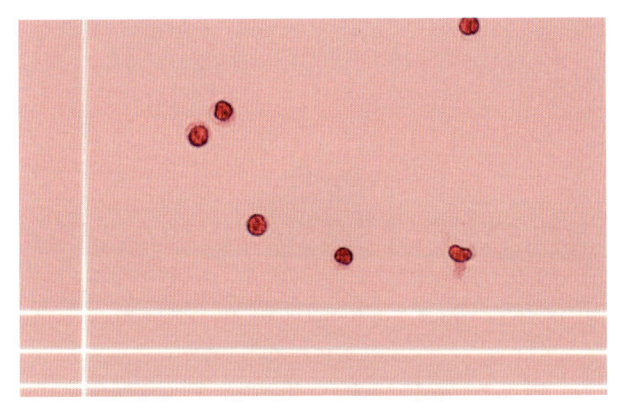

図 5.1　単核球（リンパ球）　40×　Samson 染色
【解説】p.35,【症例】p.64

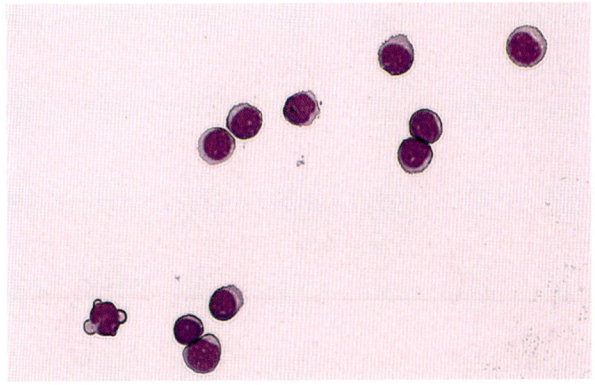

図 5.2　リンパ球　40×　May-Grünwald Giemsa 染色
図 5.1 の同一症例

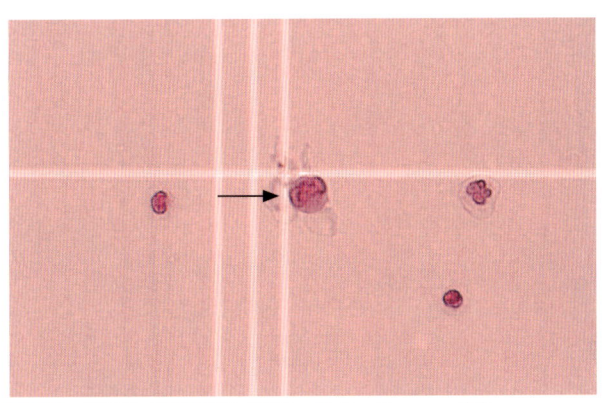

図 5.3　単核球（反応性リンパ球）　40×　Samson 染色
【解説】p.36 検査室ノート,【症例】p.64
→反応性リンパ球

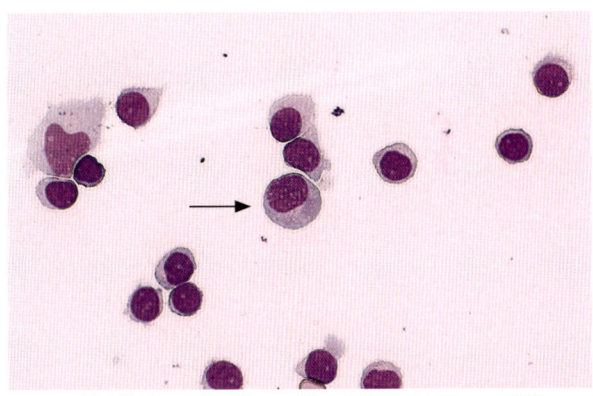

図 5.4　反応性リンパ球　40×　May-Grünwald Giemsa 染色
図 5.3 の同一症例　→反応性リンパ球

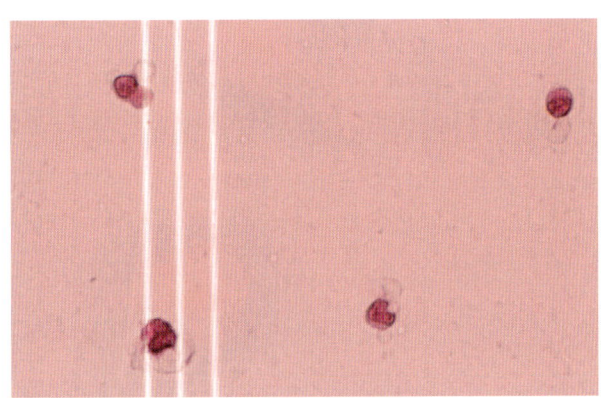

図 5.5　単核球（単球）　40×　Samson 染色
【解説】p.35

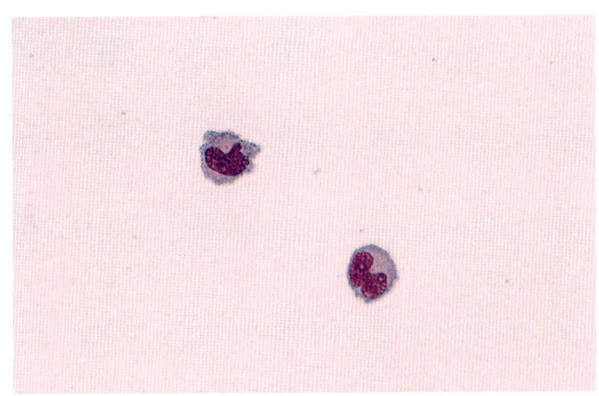

図 5.6　単球　40×　May-Grünwald Giemsa 染色
図 5.5 の同一症例

5章 髄液細胞アトラス

図 5.7　単核球（組織球）　40 ×　Samson 染色
【解説】p.36

図 5.8　単核球（組織球）　40 ×　Samson 染色
【解説】p.36

図 5.9　単核球（組織球）　40 ×　Samson 染色
【解説】p.36

図 5.10　単核球（組織球）　40 ×　Berlin Blue 染色
【解説】p.29,【症例】p.72

図 5.11　多形核球（好中球）　40 ×　Samson 染色
【解説】p.36,【症例】p.66

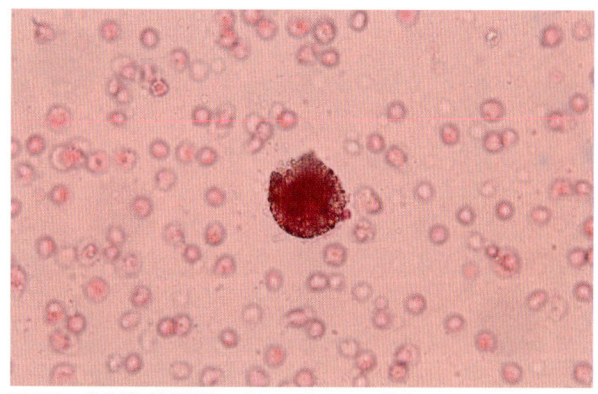

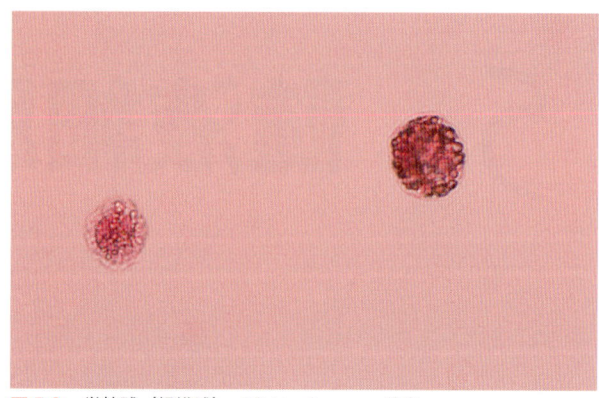

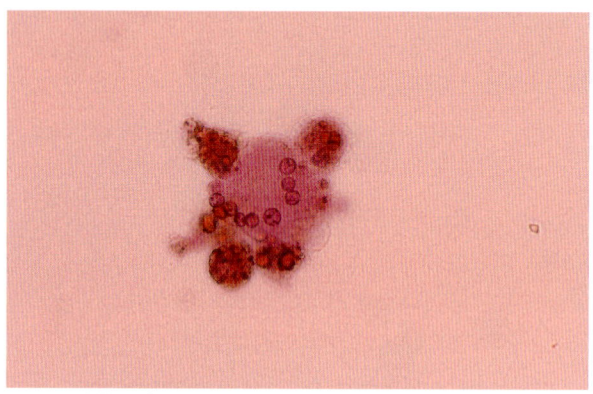

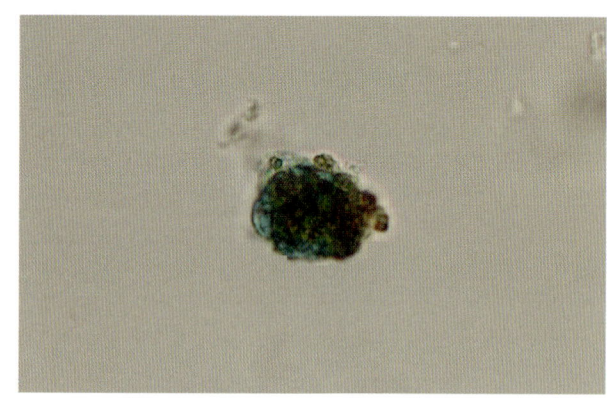

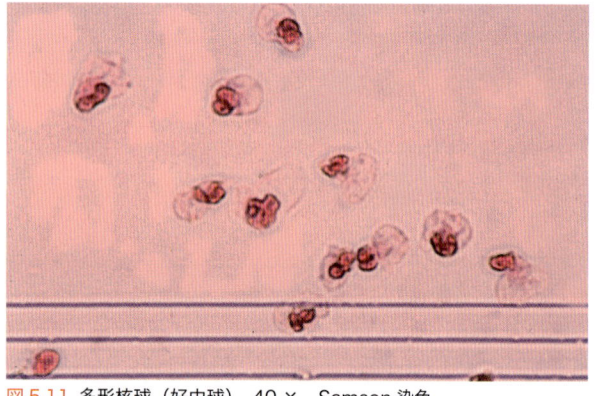

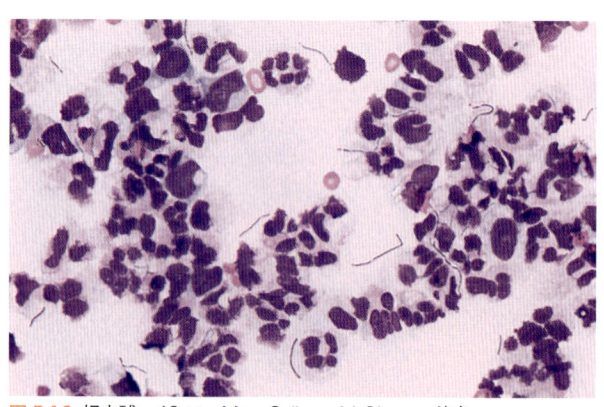

図 5.12　好中球　40 ×　May-Grünwald Giemsa 染色
【解説】p.8

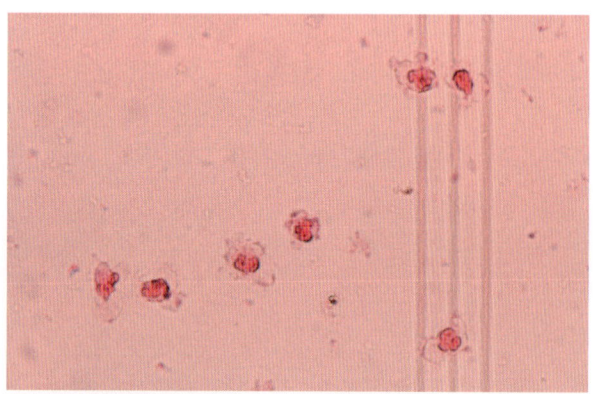

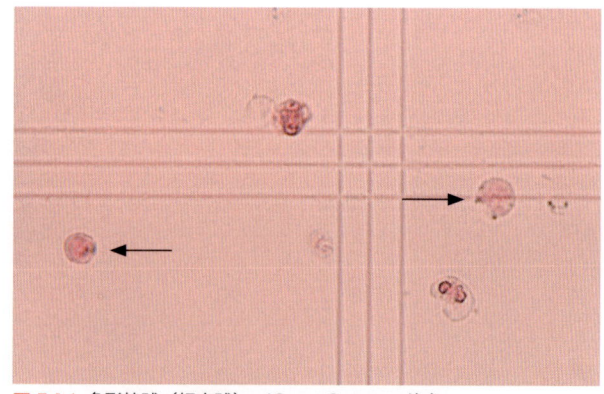

図 5.13　多形核球（好中球）　40 ×　Samson 染色
【解説】p.36

図 5.14　多形核球（好中球）　40 ×　Samson 染色
→細胞崩壊像を認める　【解説】p.18

5章　髄液細胞アトラス

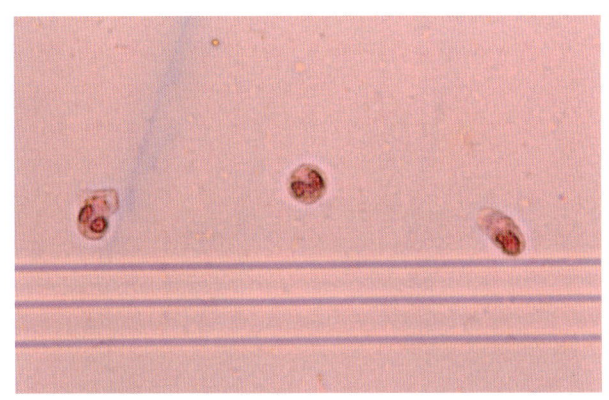

図 5.15　多形核球（好酸球）　40×　Samson 染色
【解説】p.37, 69

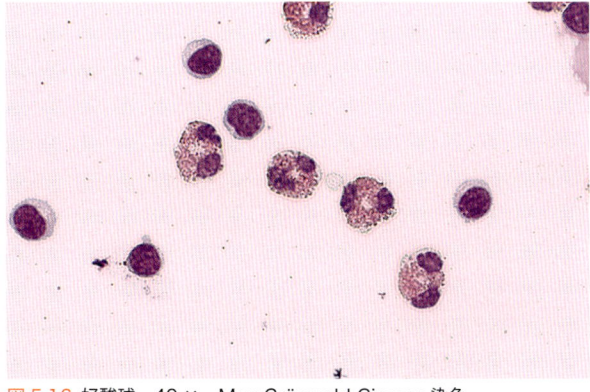

図 5.16　好酸球　40×　May-Grünwald Giemsa 染色
図 5.15 の同一症例

図 5.17　異型細胞（腺癌を疑う細胞）　40×　Samson 染色
胃癌の転移　【解説】p.75

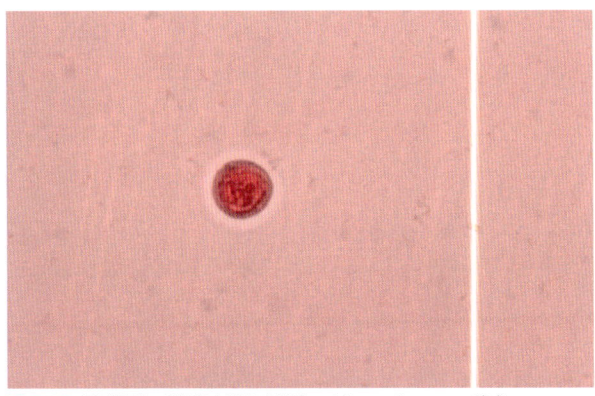

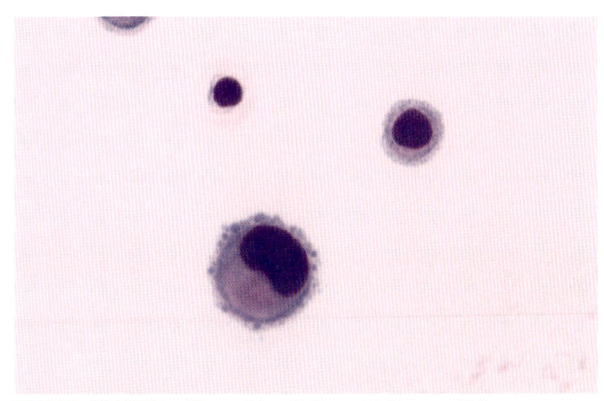

図 5.18　腺癌細胞　40×　May-Grünwald Giemsa 染色
胃癌の転移

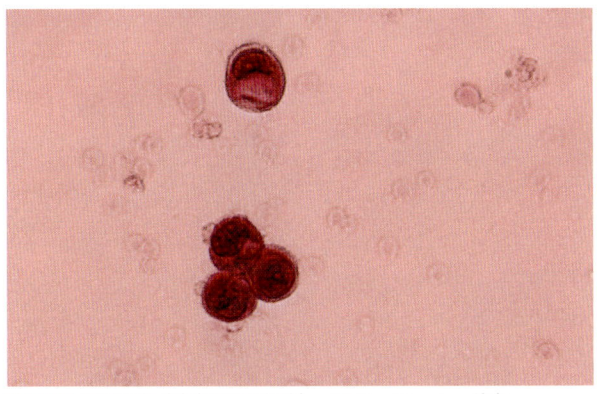

図 5.19　異型細胞（腺癌を疑う細胞）　40×　Samson 染色
胃癌の転移　【解説】p.75

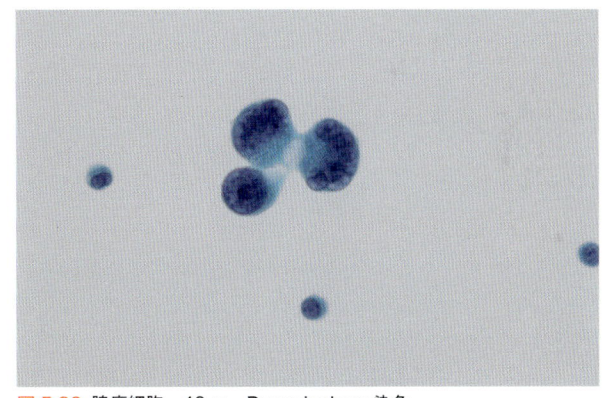

図 5.20　腺癌細胞　40×　Papanicolaou 染色
胃癌の転移　図 5.19 の同一症例

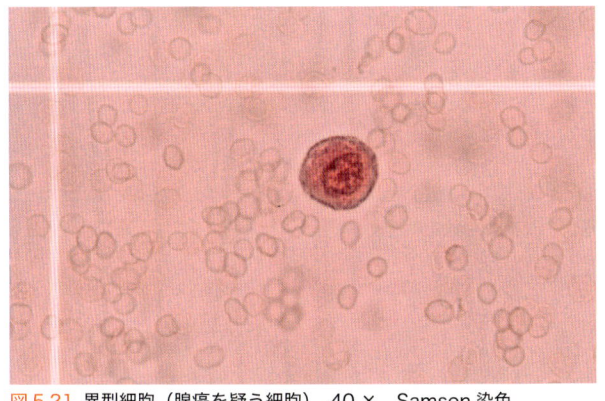

図 5.21　異型細胞（腺癌を疑う細胞）　40×　Samson 染色
胃癌の転移　【解説】p.75

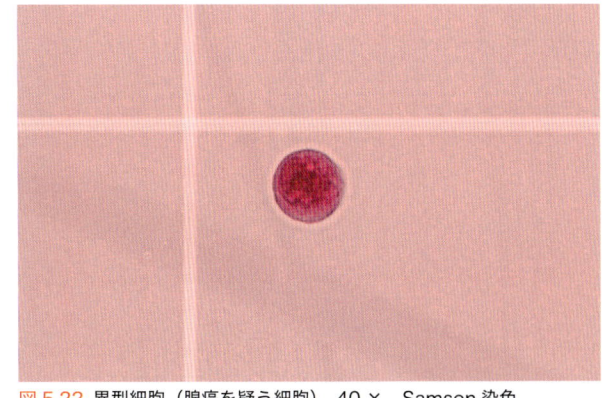

図 5.22　異型細胞（腺癌を疑う細胞）　40×　Samson 染色
乳癌の転移　【解説】p.75

95

5章　髄液細胞アトラス

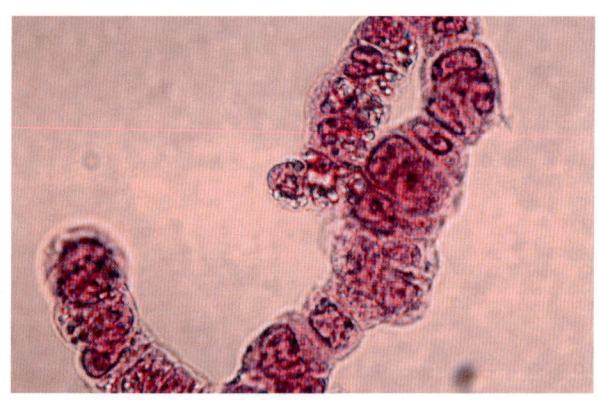

図 5.23　異型細胞（腺癌を疑う細胞）　40 ×　Samson 染色
乳癌の転移　【解説】p.75

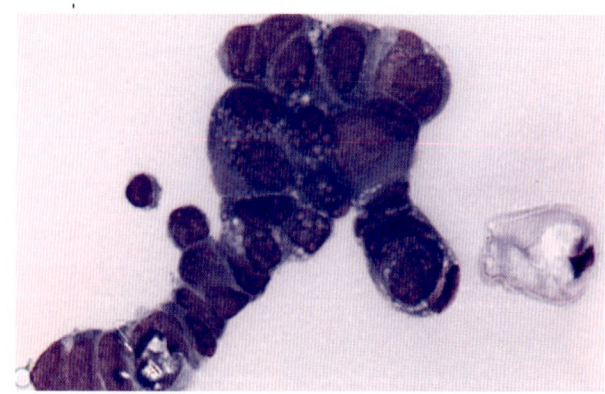

図 5.24　腺癌細胞　40 ×　May-Grünwald Giemsa 染色
乳癌の転移　図 5.23 の同一症例

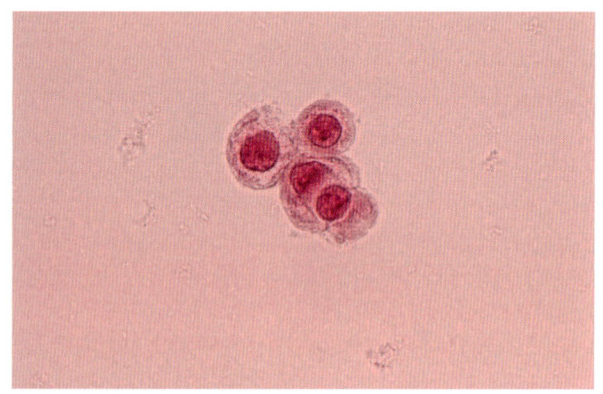

図 5.25　異型細胞（腺癌を疑う細胞）　40 ×　Samson 染色
乳癌の転移　【解説】p.75

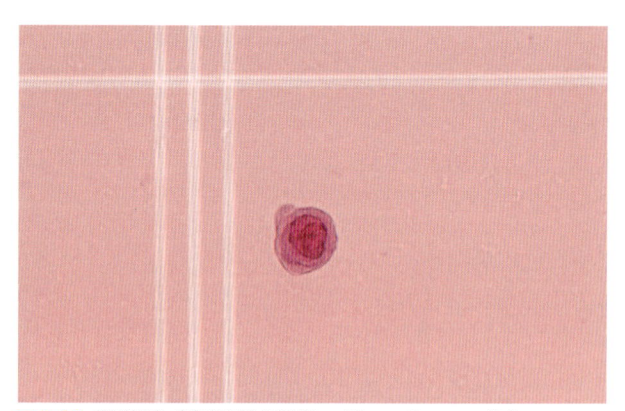

図 5.26　異型細胞（腺癌を疑う細胞）　40 ×　Samson 染色
乳癌の転移　【解説】p.75

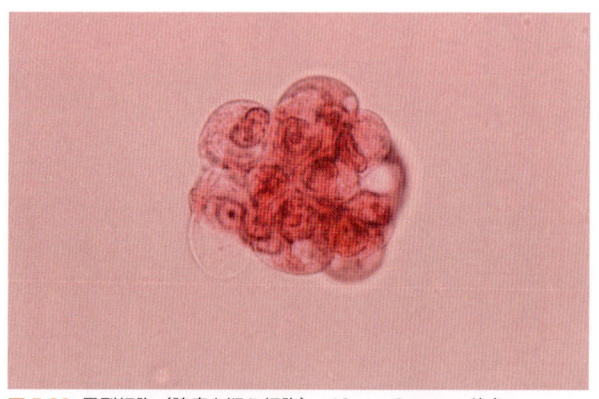

図 5.27　異型細胞（腺癌を疑う細胞）　40 ×　Samson 染色
肺癌の転移　【解説】p.75，【症例】p.84

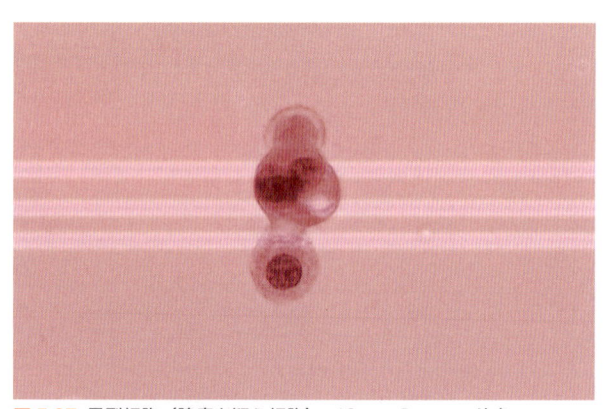

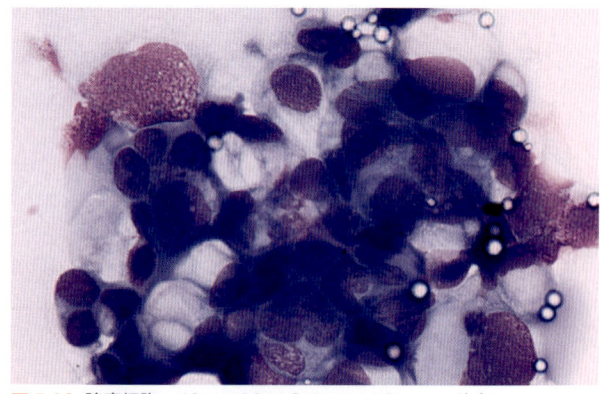

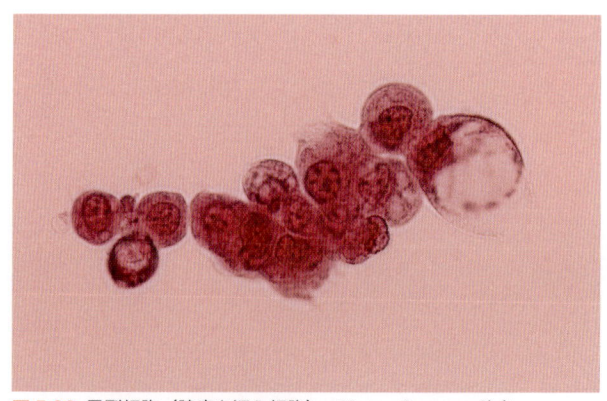

図 5.28　腺癌細胞　40 ×　May-Grünwald Giemsa 染色
肺癌の転移　【解説】p.75

図 5.29　異型細胞（腺癌を疑う細胞）　40 ×　Samson 染色
肺癌の転移　【解説】p.75，【症例】p.66

図 5.30　異型細胞（腺癌を疑う細胞）　40 ×　Samson 染色
肺癌の転移　【解説】p.75，【症例】p.66

5章　髄液細胞アトラス

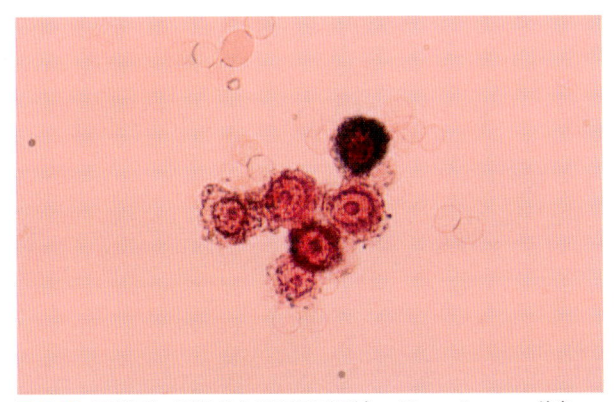

図 5.31　異型細胞（悪性黒色腫を疑う細胞）　40×　Samson 染色
悪性黒色腫　【解説】p.75　文献 1）

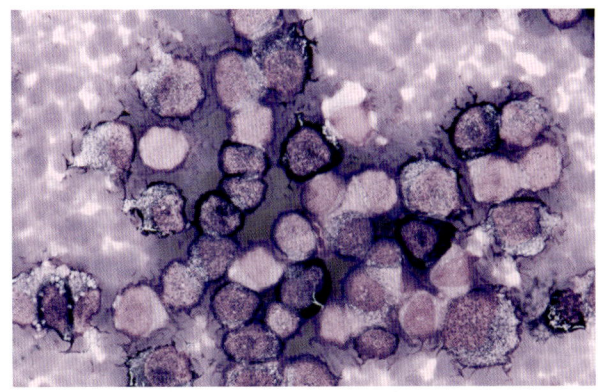

図 5.32　悪性黒色腫細胞　40×　Giemsa 染色
悪性黒色腫　図 5.31 の同一症例　文献 1）

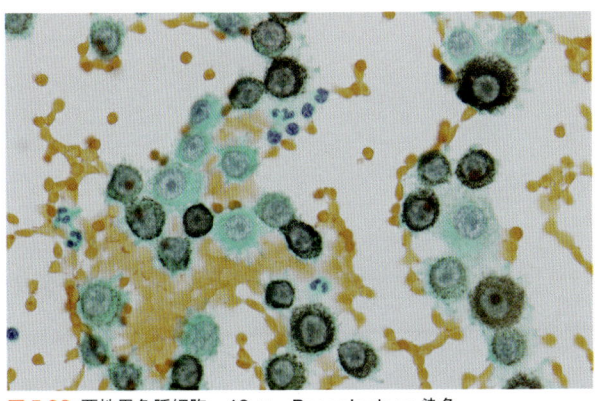

図 5.33　悪性黒色腫細胞　40×　Papanicolaou 染色
悪性黒色腫　図 5.31 の同一症例　文献 1）

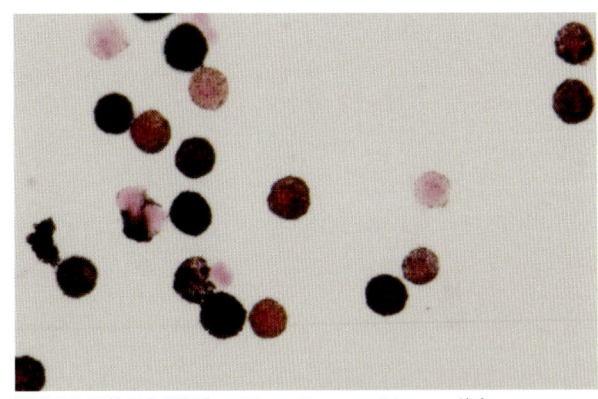

図 5.34　悪性黒色腫細胞　40×　Fontana-Masson 染色
悪性黒色腫　図 5.31 の同一症例　文献 1）

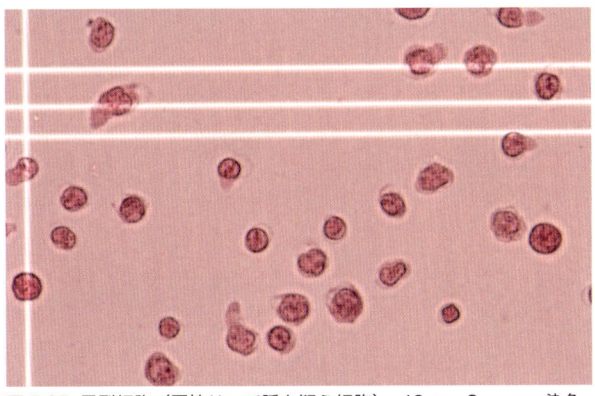

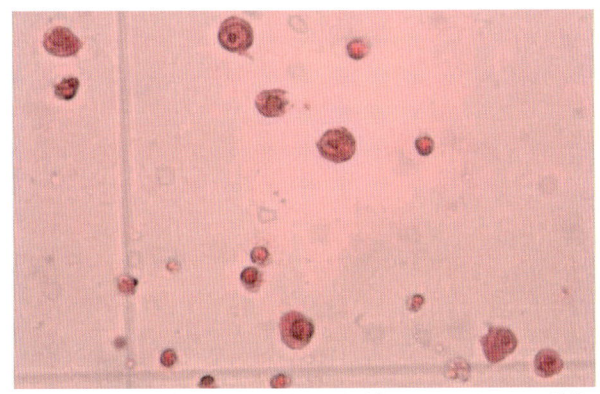

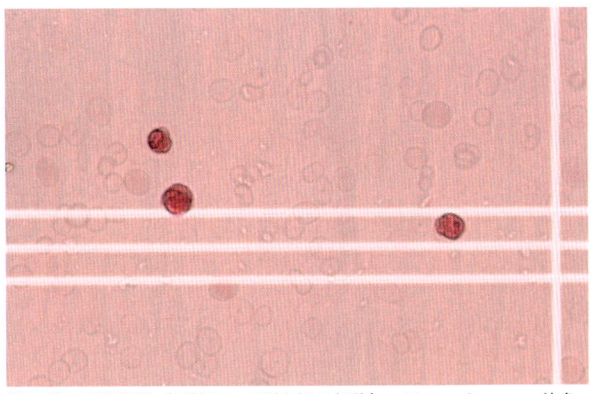

図 5.35　異型細胞（悪性リンパ腫を疑う細胞）　40×　Samson 染色
悪性リンパ腫　【解説】p.19, 75, 83

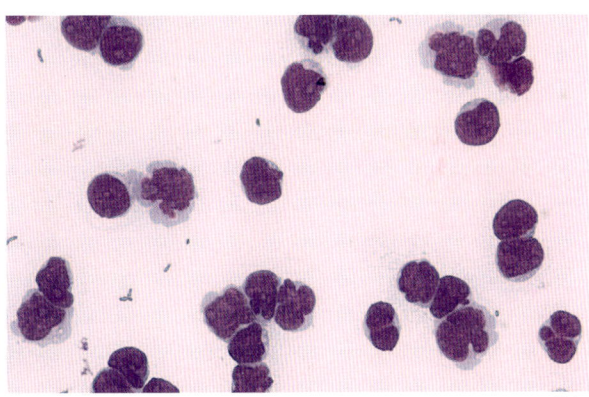

図 5.36　悪性リンパ腫を疑う細胞　40×　May-Grünwald Giemsa 染色
悪性リンパ腫　図 5.35 の同一症例

図 5.37　異型細胞（悪性リンパ腫を疑う細胞）　40×　Samson 染色
悪性リンパ腫　【解説】p.19, 75, 83

図 5.38　異型細胞（悪性リンパ腫を疑う細胞）　40×　Samson 染色
悪性リンパ腫　【解説】p.19, 75, 83

5章 髄液細胞アトラス

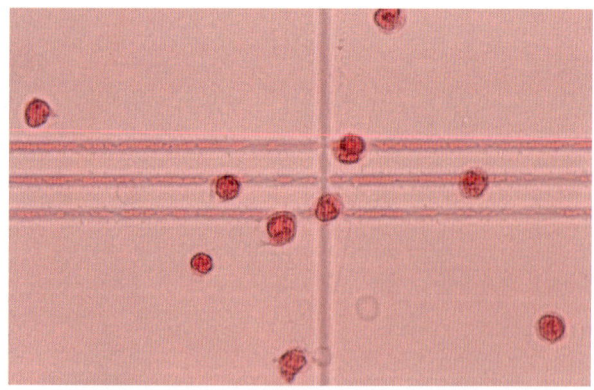

図 5.39 異型細胞（白血病を疑う細胞） 40× Samson 染色
急性リンパ性白血病 【解説】p.19, 75, 84, 【症例】p.78

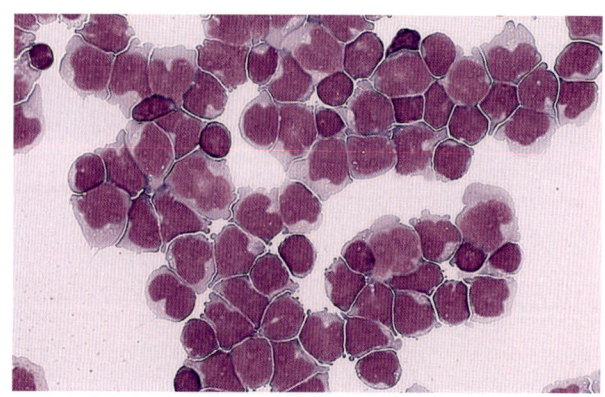

図 5.40 白血病細胞 40× May-Grünwald Giemsa 染色
急性リンパ性白血病 図 5.39 の同一症例

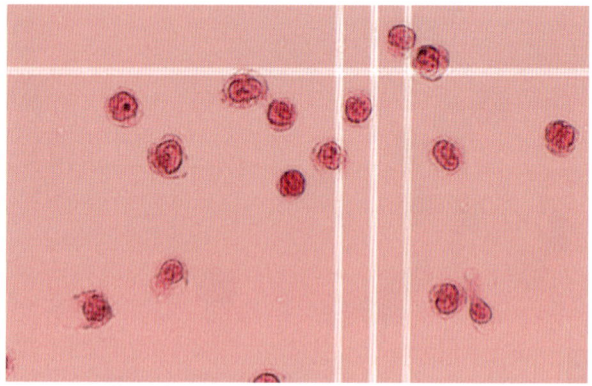

図 5.41 異型細胞（白血病を疑う細胞） 40× Samson 染色
急性リンパ性白血病 【解説】p.19, 75, 84, 【症例】p.78

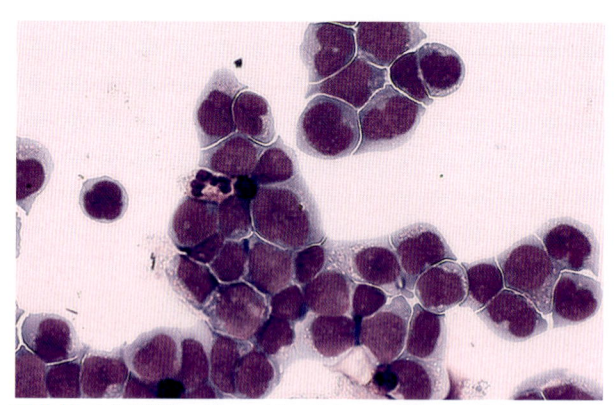

図 5.42 白血病細胞 40× May-Grünwald Giemsa 染色
急性リンパ性白血病 図 5.41 の同一症例

図 5.43 異型細胞（白血病を疑う細胞） 40× Samson 染色
急性前骨髄球性白血病 【解説】p.19, 75, 84, 【症例】p.82

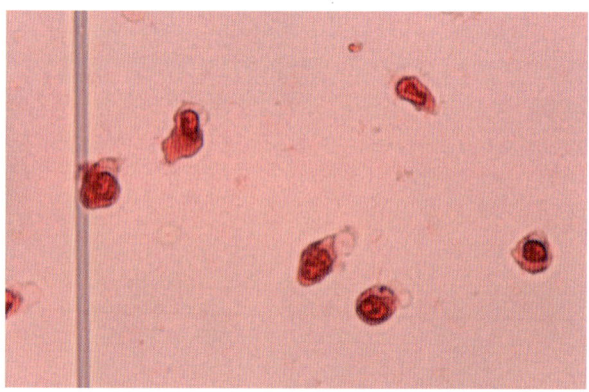

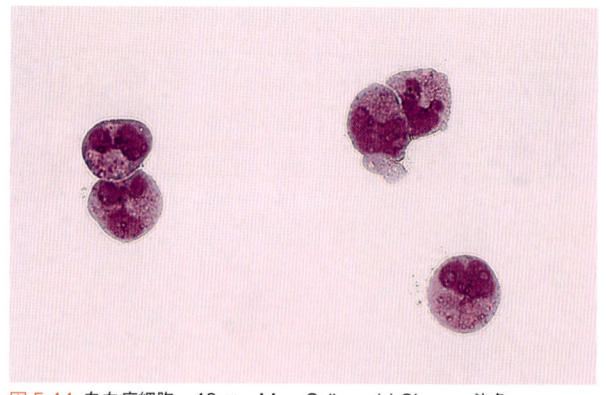

図 5.44 白血病細胞 40× May-Grünwald Giemsa 染色
急性前骨髄球性白血病 図 5.43 の同一症例

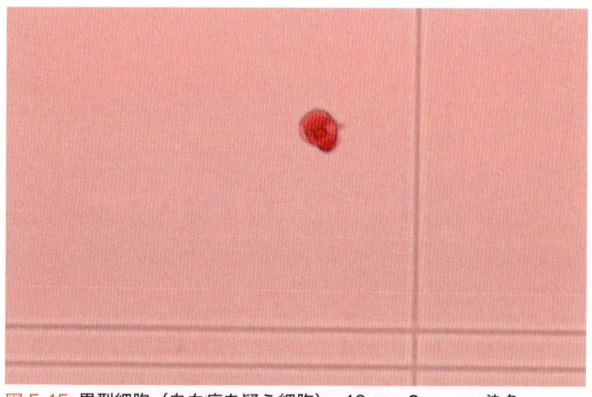

図 5.45 異型細胞（白血病を疑う細胞） 40× Samson 染色
急性骨髄単球性白血病 【解説】p.19, 75, 84 文献 2)

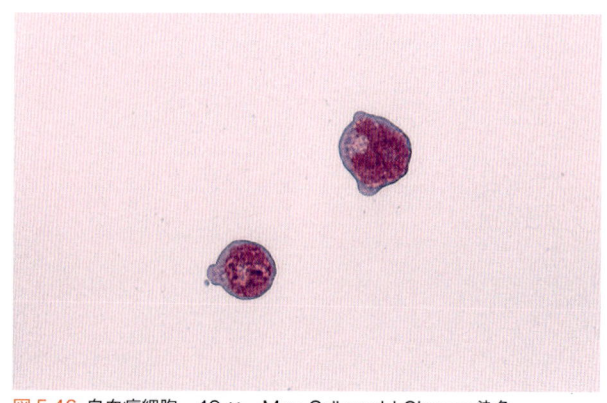

図 5.46 白血病細胞 40× May-Grünwald Giemsa 染色
急性骨髄単球性白血病 図 5.45 の同一症例

5章　髄液細胞アトラス

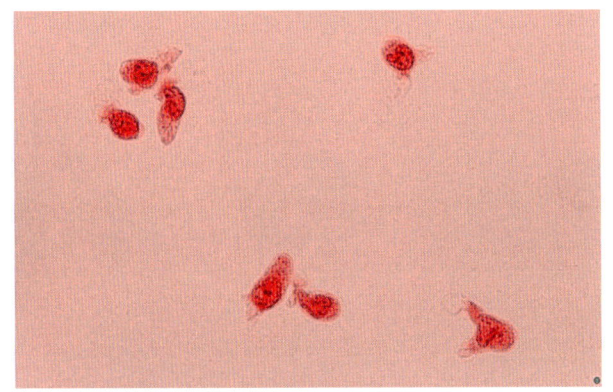

図 5.47 異型細胞（白血病を疑う細胞）　40×　Samson 染色
急性単球性白血病　【解説】p.19, 75, 84

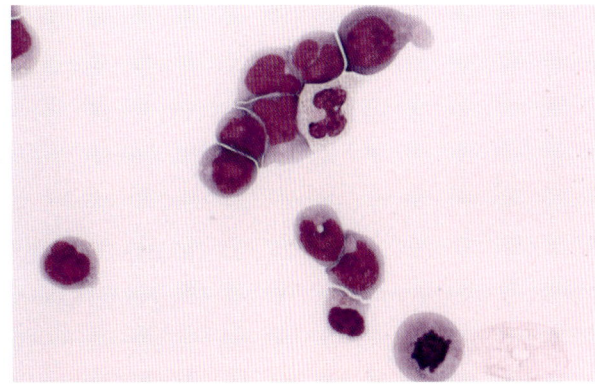

図 5.48 白血病細胞　40×　May-Grünwald Giemsa 染色
急性単球性白血病　図 5.47 の同一症例

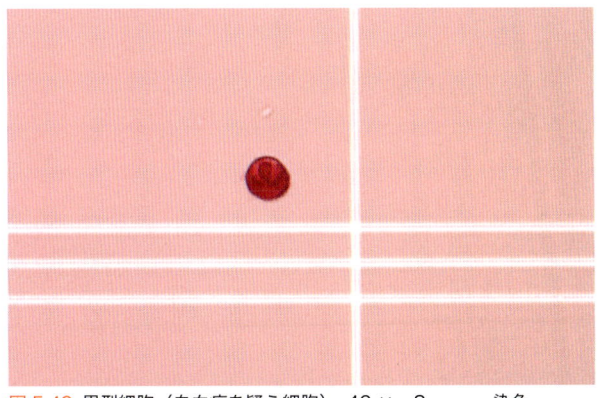

図 5.49 異型細胞（白血病を疑う細胞）　40×　Samson 染色
多発性骨髄腫　【解説】p.19, 75, 84　文献 3）

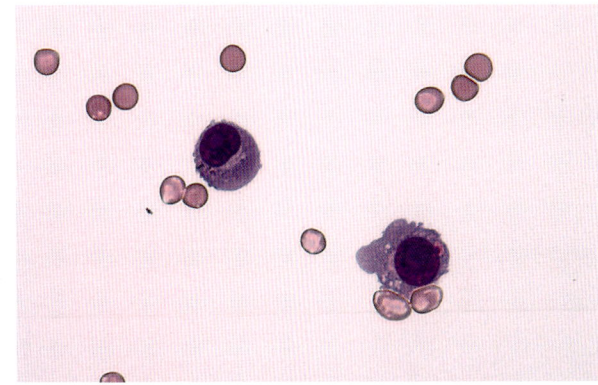

図 5.50 白血病細胞　40×　May-Grünwald Giemsa 染色
多発性骨髄腫　図 5.49 の同一症例　文献 3）

図 5.51 赤芽球　40×　Samson 染色
【解説】p.90　　→赤芽球

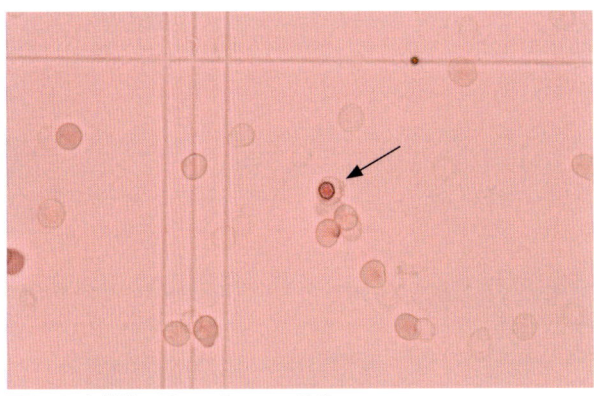

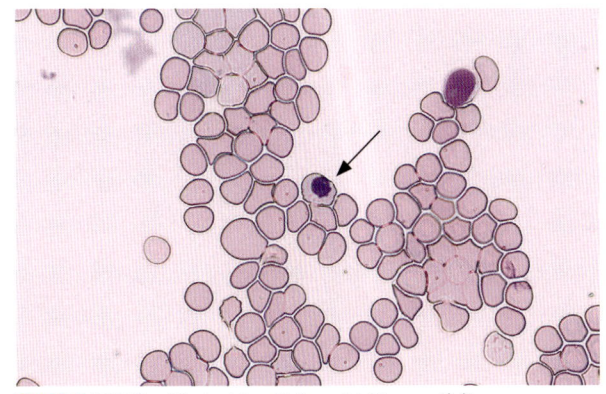

図 5.52 赤芽球　40×　May-Grünwald Giemsa 染色
図 5.51 の同一症例　　→赤芽球

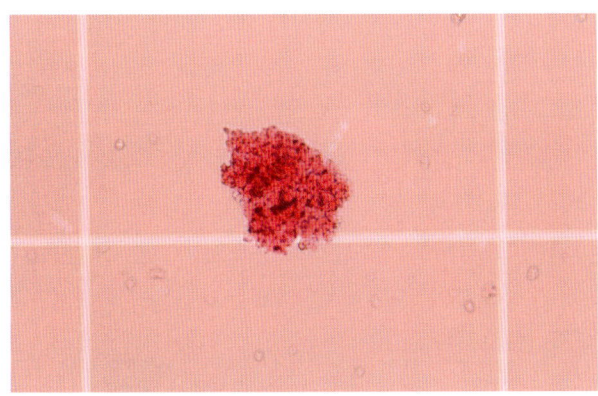

図 5.53 大脳組織片　20×　Samson 染色
【解説】p.92

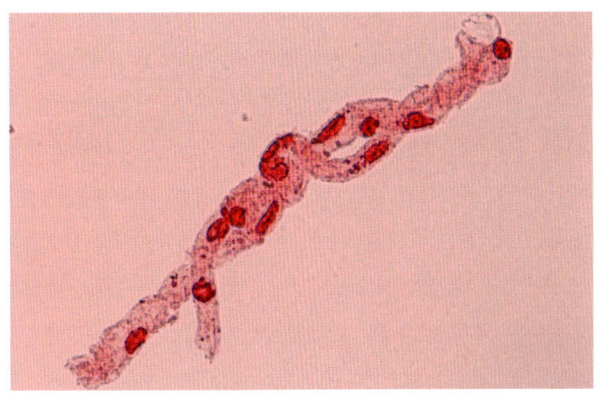

図 5.54 軟膜組織に由来する細胞　40×　Samson 染色
【解説】p.92

■ 5章　髄液細胞アトラス

図 5.55　ヘマトイジン結晶　40×　Samson 染色
【解説】p.33　→ヘマトイジン結晶　文献 4)

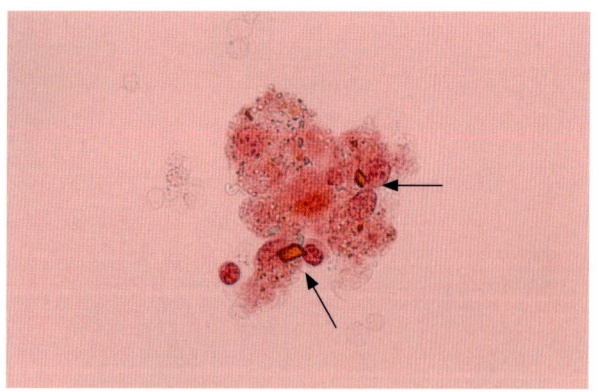

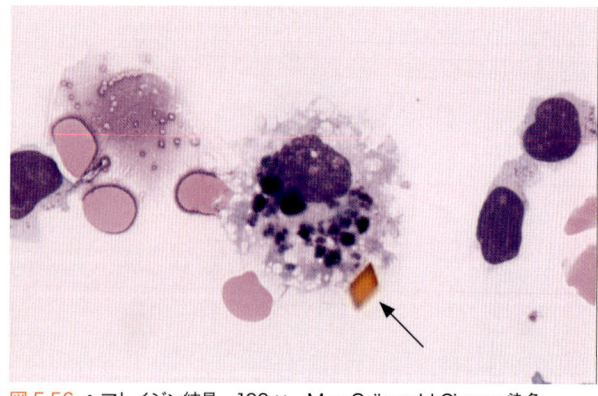

図 5.56　ヘマトイジン結晶　100×　May-Grünwald Giemsa 染色
【解説】p.33　→ヘマトイジン結晶　文献 4)

図 5.57　コレステロール結晶　40×　Samson 染色
【解説】p.33　→コレステロール結晶　文献 5)

図 5.58　ヘパリンによる析出物　40×　Samson 染色
【解説】p.26

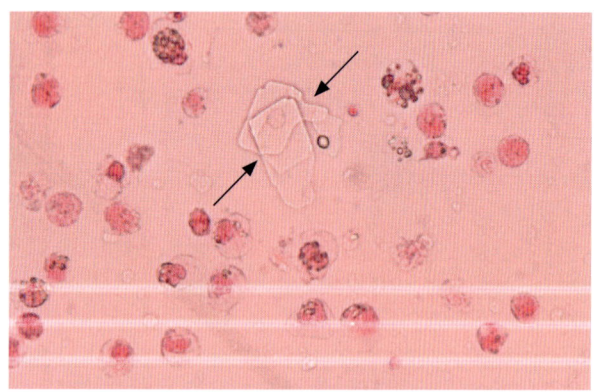

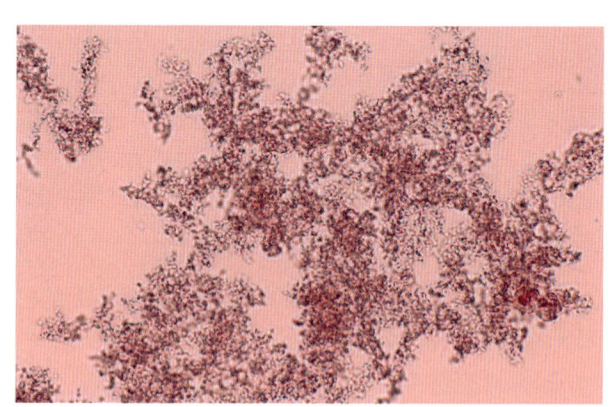

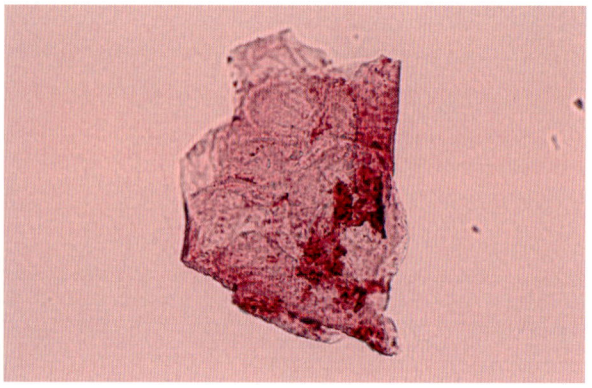

図 5.59　混入物　40×　Samson 染色
【解説】p.89

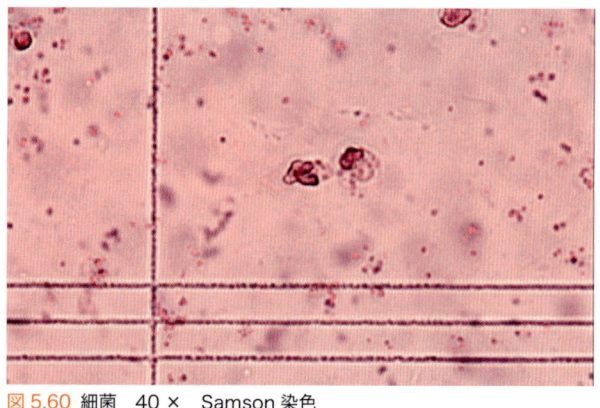

図 5.60　細菌　40×　Samson 染色
【解説】p.33

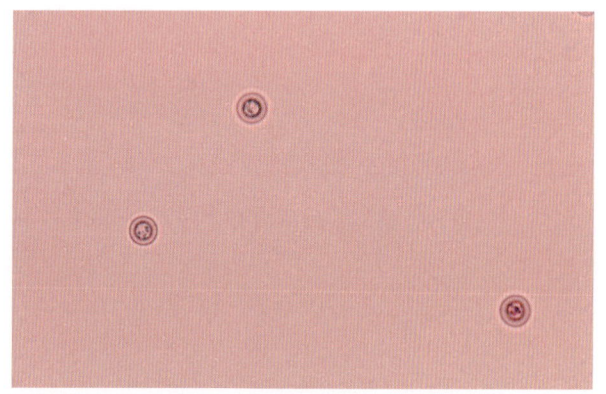

図 5.61　*Cryptococcus neoformans*　40×　Samson 染色
【解説】p.53,【症例】p.68

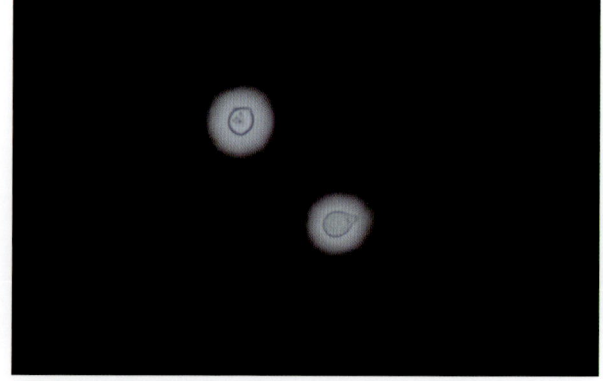

図 5.62　*Cryptococcus neoformans*　40×　墨汁法
【解説】p.53,【症例】p.68

100

5章　髄液細胞アトラス

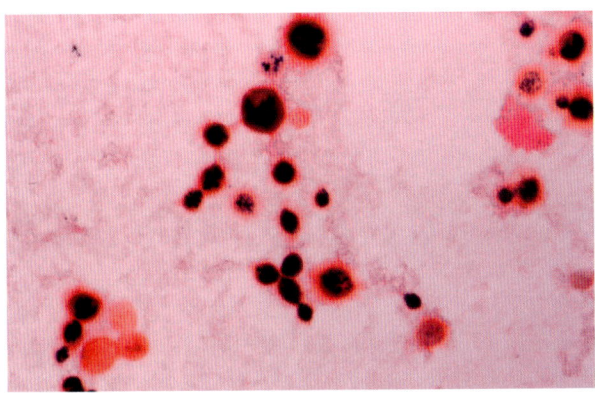

図 5.63 *Cryptococcus neoformans*　100×　Gram 染色
【解説】p.51

図 5.64 *Streptococcus agalactiae*　100×　Gram 染色
【解説】p.51

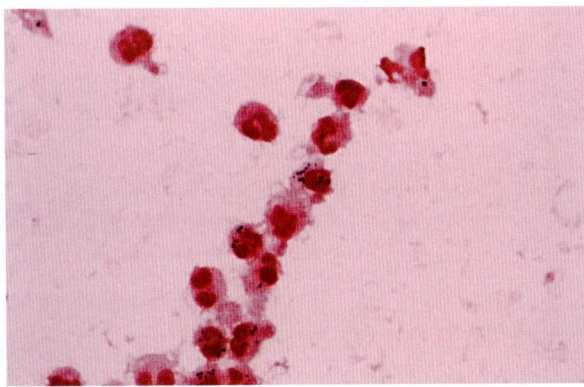

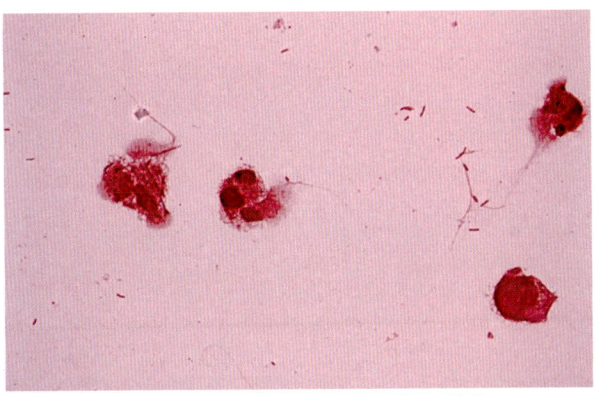

図 5.65 *Haemophilus influenzae*　100×　Gram 染色
【解説】p.51

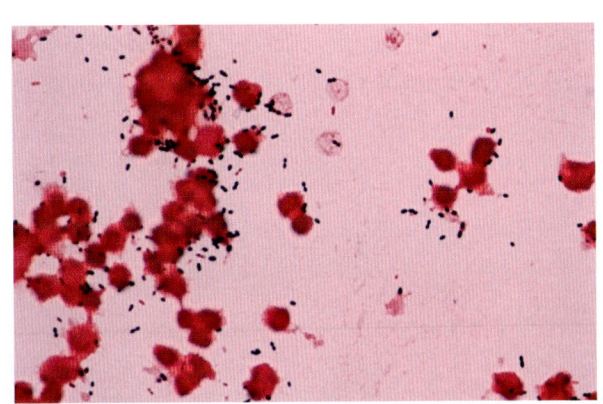

図 5.66 *Streptococcus pneumoniae*　100×　Gram 染色
【解説】p.51

参考文献

1) 松岡拓也, 他：「髄液検査を契機に発見された悪性黒色腫の1例」, 医学検査, 2013；62：23-26.
2) 大城雄介, 他：「髄液中に白血病細胞が検出された急性骨髄単球性白血病の1例」, 医学検査, 2014；63：327-330.
3) 久末崇司, 他：「中枢神経浸潤を認めた多発性骨髄腫の1症例」, 医学検査, 2015（投稿中）.
4) 田中雅美, 他：「頭蓋内出血を示唆するヘマトイジン結晶」, 医学検査, 2008；57：979-981.
5) Satoh H, et al.："Spontaneous rupture of craniopharyngioma systs. A report of five cases and review of the literature", Surgical Neurology, 1993；40：414-419.

査読者および写真提供者一覧

● **査 読 者**

安藤　潤子	川崎医科大学附属病院	中央検査部
大沼健一郎	神戸大学医学部附属病院	検査部
加藤　節子	公立西知多総合病院	臨床検査科
川音　勝江	埼玉メディカルセンター	臨床検査科
川満　紀子	九州大学病院	検査部
石澤　毅士	東京大学医学部附属病院	検査部
佐々木正義	市立吹田市民病院	中央検査部
滝沢恵津子	大阪市立大学医学部附属病院	中央臨床検査部
田中　　佳	金沢医科大学病院	中央臨床検査部
富永　美香	山口大学医学部附属病院	検査部
西山　大揮	帝京大学医学部附属溝口病院	中央検査部
油野　友二	北陸大学　新学部設置準備室	
横山　千恵	筑波大学附属病院	検査部
吉永　治代	近畿大学医学部堺病院	SRL 検査室

● **写真提供者**

秋山　　晋	栃木県済生会宇都宮病院	臨床検査技術科
石山　雅大	弘前市立病院	臨床検査科
磯田　典子	東京女子医科大学病院	中央検査部
大田　喜孝	国際医療福祉大学　福岡保健医療学部	
木場由美子	広島大学病院	診療支援部
石澤　毅士	東京大学医学部附属病院	検査部
宿谷　賢一	東京大学医学部附属病院	検査部
常名　政弘	東京大学医学部附属病院	検査部
田中　雅美	東京大学医学部附属病院	検査部
中村　彰宏	天理よろづ相談所病院	臨床検査部
奈良　　豊	埼玉医科大学総合医療センター	中央検査部
西山　大揮	帝京大学医学部附属溝口病院	中央検査部
久末　崇司	東京大学医学部附属病院	検査部
保科ひづる	諏訪中央病院	技術部検査科
堀田　真希	大阪大学医学部附属病院	医療技術部　検査部門
松岡　拓也	済生会熊本病院	中央検査部
山下　美香	広島赤十字・原爆病院	一般微生物検査課
横山　　貴	東京女子医科大学病院	中央検査部
米山　正芳	杏林大学医学部付属病院	臨床検査部

（五十音順，所属は 2015 年 5 月現在）

索 引

●英数字

Acanthoamoeba spp. ……10
acquired immune deficiency syndrome ……67
Acridine orange 染色……52
acute lymphocytic leukemia……78
acute monocytic leukemia……81
acute myelocytic leukemia……78
acute promyelocytic leukemia……79, 82
AD……57
ADA……9, 47
adenocarcinoma……84
adenosine deaminase……9, 47
adult T-cell leukemia……87
adult T-cell leukemia-lymphoma……83
AFP……14
AIDS……67
ALS……59
alzheimer's disease……57
amoebic granulomatous encephalitis ……10
amyloid β protein……57
amyotrophic lateral sclerosis……59
aseptic meningitis……65, 72
Aspergillus spesies……67
ATL……87
ATLL……83
atypical lymphocyte……36
Auramine-rhodamine 染色……52
Aβ……57
Aβ40……58
Aβ42……58
Aβオリゴマー……58

bacterial meningitis……8, 66
Balamuthia mandrillaris……10
BBB……45
blood-brain barrier……6, 45
Brudzinski's sign……7
Bürker-Türk 計算盤……32
Burkitt lymphoma……80
B群溶血性連鎖球菌……8, 50

Candida albicans……67
cerebral fluid……4
cerebrospinal fluid……4

chloride……47
CJD……60
CK……47
CL……47
complete response……77
CR……77
creatine kinase……47
Creutzfeldt-Jakob 病……60
cryptococcal meningitis……67
Cryptococcus neoformans……9, 67
CSF……4

Donnan の膜平衡……48

EB ウイルス……9
encephalitis……71
endoplasmic reticulum……36
eosinophilic meningitis……10, 69
ER……36
Escherichia coli……8, 50

FCM……20
flow cytometry……19
Fuchs-Rosenthal 計算盤……32
fungal meningitis……9

GBS……50
G-CSF……6
glanulocyte-colony stimulating factor ……6
Gram 染色……51
Guillain-Barré 症候群……68, 87

Haemophilus influenzae……8
Haemophilus influenzae type b ……50, 66
HAM……87
hCG……14
Hib……66
HTLV-I……87
HTLV-I-associated myelopathy……87
HTLV-I 関連脊髄症……87
human chorionic gonadotropin……14
human T-cell lymphotropic virus type I ……87

Ig……46
IgG インデックス……46
IL-6……6
Immunoglobulin……46
interleukin-6……6

Kernig's sign……7

lactic dehydrogenase……46
LD……46
LD アイソザイム……46
leukemia……77
Lewy 小体型認知症……58
liquor cerebrospinalis……4
Listeria monocytogenes……50
Luschka foramen……4

macrophage-colony stimulating factor ……6
Magendie foramen……4
malignant lymphoma……83
May-Grünwald Giemsa 染色……20, 42
MCI……57
M-CSF……6
meningoencephalitis……71
metastatic tumor……77
mild cognitive impairment……57
mononuclear leukocyte……33
Monro foramen……4
MS……88
multiple sclerosis……88

Naegleria fowleri……10, 70
Neisseria meningitidis……8
neurofilament……59
neuron-specific enolase……60
neurosyphilis……71
NF……59
Nonne-Apelt 反応……48
non-steroidal anti-inflammatory drugs ……10
NSAIDs……10
NSE……60

Pandy 反応……48
Parkinson disease……59

索引

PD……59
phosphorylated neuro filament heavy chain……59
phosphorylated tau protein……58
placental leucine aminopeptidase……14
PLAP……14
pNF-H……59
polymorphonuclear leukocyte……33
primary amoebic meningoencephalitis……10,70
primary brain tumor……76
Pseudomonas aeruginosa……50
p-tau……58

Queckenstedt試験……24,26

reactive lymphocytes……36

Samson液……32
Samson染色……35
Saykの自然沈降法……41
spinal fluid……4
Streptococcus agalactiae……8,50
Streptococcus pneumoniae……8,50

total tau protein……58
t-tau……58
tuberculous meningitis……9,70

venticulo-peritoneal……50
viral encephalitis……9
viral meningitis……9,64
V-Pシャント……50

xanthochromia……14

Ziehl-Gabbet染色……52
Ziehl-Neelsen染色……52

α-fetoprotein……14
α-syn……59
α-synuclein……59

● あ
アカントアメーバ……10
悪性リンパ腫……73,76,77,83
アスペルギルス……67
アデノシンデアミナーゼ……9,47
アミロイドベータ蛋白……57
アメーバ性髄膜炎……70
アメーバ性髄膜脳炎……10
アメーバ性肉芽腫性脳炎……10
アルツハイマー病……57

異型細胞……33,34
異型リンパ球……36
医原性細胞……89
遺伝子検査……20,54
インターロイキン-6……6
インフルエンザ菌……8

ウイルス性髄膜炎……9,20,64
ウイルス性脳炎……9

エコーウイルス……9,64

● か
蛔虫……10
顆粒球コロニー刺激因子……6
カンジダ……67
完全寛解期……77
広東住血線虫……10

キサントクロミー……14,29
希釈法……31
寄生虫性髄膜炎……10,69
キメラ遺伝子……20
急性骨髄性白血病……20,78
急性前骨髄球性白血病……79,82
急性単球性白血病……81
急性リンパ性白血病……20,78
吸虫類……10
ギラン・バレー症候群……68,87
筋萎縮性側索硬化症……59

空隙……5
クエッケンシュテット試験……24
くも膜……5
くも膜下腔……4,5
くも膜下出血……14,72
くも膜顆粒……4
くも膜絨毛……4
くも膜小柱……5
クリプトコッカス……67
クリプトコッカス髄膜炎……9,53,67
クレアチンキナーゼ……47
グロブリン反応……48
クロール……47

蛍光染色……52
軽度認知障害……57
頸部硬直……6
血液脳関門……6,45
結核性髄膜炎……9,70
血管性認知症……58
血性髄液……29,30
ケルニッヒ徴候……7
原発性アメーバ性髄膜脳炎……10,70
原発性脳腫瘍……76

好塩基球……37
膠芽腫……76
抗凝固剤……26
好酸球……37
好酸球性髄膜炎……10,69
抗酸菌染色……52
好中球……36
後天性免疫不全症候群……67
後頭下穿刺……25
項部硬直……6,8,68
鉤ヘルニア……88
硬膜……5
硬膜下出血……72
コクサッキーウイルス……9,65
骨髄細胞……90

● さ
細菌性髄膜炎……8,50,66
採取容器……26
細胞収集装置……42
細胞数算定……31
細胞塗抹標本……39
細胞分類……35

質量分析……55
自動血球分析装置……19,38
上衣腫……76
上矢状静脈洞……4
条虫類……10
小脳扁桃ヘルニア……88
小胞体……36
真菌性髄膜炎……9,67
神経上皮組織腫瘍……75
神経特異エノラーゼ……60
神経梅毒……71
迅速抗原検査……53

髄液圧……26
髄液アデノシンデアミナーゼ……47
髄液クレアチンキナーゼ……47
髄液クロール……47
髄液細胞数……33
髄液細胞の保存……38
髄液細胞補正……34
髄液蛋白……16,45
髄液中バイオマーカー……57
髄液糖……16,46
髄液乳酸……47
髄液乳酸脱水素酵素……46
髄液量……4
髄芽腫……76
水頭症……14
水痘・帯状疱疹ウイルス……9
髄膜炎菌……8
髄膜癌腫症……84

索　引

髄膜刺激症状……6
髄膜刺激徴候……8, 64, 78
髄膜性腫瘍……75
髄膜脳炎……71
頭蓋内圧……26
頭蓋内出血……72

成人T細胞白血病……87
成人T細胞白血病リンパ腫……83
赤芽球……90
赤血球……37, 90
赤血球補正……30
腺癌……84
線虫類……10
前頭側頭葉変性症……58
旋毛虫……10

造血幹細胞移植……78, 79
総タウ蛋白……58
側脳室脈絡叢……4
組織球……29, 36, 72

●た

第3脳室……4
第4脳室……4
帯状回ヘルニア……88
大泉門膨隆……7
大槽穿刺……25
大腸菌……8
大脳実質組織……92
大脳組織片……16
胎盤型ロイシンアミノペプチダーゼ……14
多形核球……33, 36
多形核白血球……33
多発性硬化症……88
単核球……33
単核白血球……33
単球……35
単純ヘルペスウイルス……9
蛋白細胞解離……87

中心性ヘルニア……88
中枢神経系感染症……8
中枢神経系腫瘍……75
中枢神経系白血病……19
中脳水道……4
中脳水道閉塞（狭窄）症……14

椎体軟骨細胞……89

転移性腫瘍……77

特発性正常圧水頭症……14
トリプトファン反応……48
トルコ鞍部腫瘍……75

●な

軟膜……5

日光微塵……29
日本住血吸虫……10
乳酸……47
乳酸脱水素酵素……46
ニュートンリング……32
ニューロフィラメント……59
認知症……57

脳炎……71
脳室間孔……4
脳室上衣……4
脳室穿刺……25, 47
脳室ドレナージ……13, 25, 47
脳室内出血……72
脳室-腹腔シャント……50
脳室脈絡叢細胞……92
脳腫瘍……14
脳脊髄液……4
脳脊髄膜炎起炎菌莢膜多糖抗原……54
脳ヘルニア……88

●は

肺炎球菌……8, 66
肺吸虫……10
胚細胞性腫瘍……75
培養検査……54
バーキットリンパ腫……80
パーキンソン病……59
白血病……77
白血病細胞……19, 34
バラムチア……10
反応性リンパ球……36

引きガラス法……39
非ステロイド性抗炎症薬……10
ヒト絨毛性ゴナドトロピン……14

フィブリノーゲン……26
フィブリン……18
風疹ウイルス……9
フォーラーネグレリア……10
フクシン末……32
ブルジンスキー徴候……7
フローサイトメトリー検査……20
糞線虫……10

ベイリス犬回虫……10
ヘパリン……26
ヘモジデリン……29
ヘモジデリン顆粒……36, 72
ヘモフィルスインフルエンザb型菌……66
ヘルペスウイルス群……9

包虫……10
墨汁法……53, 69
ホジキンリンパ腫……83

●ま

マイクロピペット法……31
マクロファージコロニー刺激因子……6
マジャンディー孔……4
麻疹ウイルス……9
マンソン裂頭条虫……10

脈絡叢乳頭腫……76

無菌性髄膜炎……65, 72
無菌性髄膜反応……72
ムンプスウイルス……9

メランジュール法……31
免疫グロブリン……46

モンロー孔……4

●や

有棘顎口虫……10
有鉤条虫……10

腰椎穿刺……24

●ら

リン酸化タウ蛋白……58
リンパ球……35

ルシュカ孔……4

●わ

ワクチン接種……67

JAMT技術教本シリーズ
髄液検査技術教本

平成27年7月15日　発　行

監修者　　一般社団法人　日本臨床衛生検査技師会

発行者　　池　田　和　博

発行所　　丸善出版株式会社
　　　　　〒101-0051 東京都千代田区神田神保町二丁目17番
　　　　　編集：電話（03）3512-3265／FAX（03）3512-3272
　　　　　営業：電話（03）3512-3256／FAX（03）3512-3270
　　　　　http://pub.maruzen.co.jp/

© 一般社団法人　日本臨床衛生検査技師会, 2015
レイアウト・有限会社 アロンデザイン
組版印刷・株式会社 加藤文明社／製本・株式会社 星共社

ISBN 978-4-621-08934-7 C 3347　　　　　Printed in Japan

本書の無断複写は著作権法上での例外を除き禁じられています。